Kevin Dcunha
Vidya Bhat
Rajesh Shetty

Biomateriais para implantes

Kevin Dcunha
Vidya Bhat
Rajesh Shetty

Biomateriais para implantes

Tendências actuais e perspectivas futuras

ScienciaScripts

Imprint

Cover image: www.ingimage.com

This book is a translation from the original published under ISBN 978-620-8-11777-1.

Publisher:
Sciencia Scripts
is a trademark of
Dodo Books Indian Ocean Ltd. and OmniScriptum S.R.L publishing group

120 High Road, East Finchley, London, N2 9ED, United Kingdom
Str. Armeneasca 28/1, office 1, Chisinau MD-2012, Republic of Moldova, Europe
Printed at: see last page
ISBN: 978-620-8-19805-3

Implante Biomateriais

Tendências actuais e perspectivas futuras

Índice

Introdução ... 3

Revisão da literatura ... 6

Osteointegração ... 11

Classificação dos biomateriais de implantes ... 16

Propriedades dos biomateriais de implantes ... 19

Metais e ligas ... 27

Titânio ... 29

Implantes dentários de titânio e tântalo ... 53

Cerâmica ... 73

Zircónio ... 75

Liga de zircónio de titânio ... 93

Polímeros e compósitos ... 99

Poliariletercetona ... 103

Resumo ... 120

Introdução

Arcos parcial ou completamente edêntulos ao longo do tempo têm sido tratados com diferentes modalidades. A necessidade constante de uma prótese fixa sempre representou um desafio para o clínico. Entre as várias modalidades de tratamento, o implante dentário surgiu como um marco na restauração do dente perdido e na preservação a longo prazo do rebordo residual.

A osteointegração é o elemento-chave para o sucesso dos implantes dentários. Branemark introduziu pela primeira vez a noção de osseointegração em 1952. A Academia Americana de Implantologia definiu-a como "a ligação biológica firme, direta e duradoura de um implante metálico ao osso vital, sem qualquer tecido de ligação interveniente".[1]

Os biomateriais de implantes têm desempenhado um papel crucial na obtenção de uma osteointegração efectiva. Em 1986, a Sociedade Europeia de Biomateriais definiu os biomateriais como "materiais não vivos utilizados em aplicações médicas (por exemplo, como implantes dentários) com o objetivo de obter uma reação (interação) com o sistema biológico (Wagner 1991). "[2] Os biomateriais podem ser definidos como qualquer substância, com exceção de um medicamento, que possa ser utilizada durante qualquer período de tempo como parte de um sistema que trate, aumente ou substitua qualquer tecido, órgão ou função do corpo.[3]

As origens dos implantes dentários remontam a tempos antigos. As primeiras concepções de implantes são evidentes nas práticas históricas tanto dos primeiros egípcios como das culturas do centro da América do Sul. Os primeiros implantes dentários documentados, encontrados em registos arqueológicos da China e do Egito, eram feitos de pedra e marfim. À medida que o tempo avançava, durante a Era Comum, foram utilizadas conchas do mar esculpidas e pedras como materiais de implante para substituir dentes em falta. Passando para a era moderna, os materiais naturais foram gradualmente substituídos por polímeros sintéticos, cerâmicas e ligas metálicas. Estes novos materiais apresentaram um melhor desempenho como materiais de implante, oferecendo resultados mais fiáveis em comparação com os seus equivalentes naturais.[4,5]

Em 1957, Per-Ingvar Brânemark, um cirurgião ortopédico sueco, fez uma observação significativa enquanto investigava a cicatrização e regeneração óssea. Descobriu que o osso podia desenvolver-se perto do titânio (Ti) e ligar-se firmemente ao metal, evitando qualquer rejeição. Esta descoberta foi designada por "osseointegração" e marcou um avanço revolucionário na previsão das taxas de sucesso dos implantes dentários. Na sequência desta descoberta, o titânio foi aprovado como material adequado para implantes dentários pela Food and Drug Administration dos Estados Unidos (EUA) no ano de 1982.[6] Os implantes de titânio possuem o mais extenso historial documentado de eficácia clínica consistente, ostentando uma taxa de sucesso cumulativa de 98,8% num período de 15 anos.[7] A gama de marcas de implantes dentários expandiu-se significativamente, passando de 45 sistemas em 1988 para uns impressionantes 600 sistemas criados por 146 fabricantes no ano de 2008. Atualmente, o panorama global apresenta mais de 350 fabricantes de implantes dentários que produzem aproximadamente 1600 sistemas distintos, sendo que 98% destes são implantes de titânio.[8,9]

O advento dos policristais de zircónio tetragonal parcialmente estabilizado com ítria (Y-TZP) tem sido um desenvolvimento significativo. Além disso, existe o potencial de utilização futura de compósitos de alumina-zircónia e de compósitos de nitreto de silício-nitreto de titânio, o que poderá contribuir para uma maior disponibilidade de dispositivos fiáveis no mercado.

A partir da década de 1990, registaram-se progressos notáveis no domínio da cerâmica moderna. Subsequentemente, as empresas de fabrico de implantes dentários colocaram uma ênfase significativa no aperfeiçoamento dos tratamentos de superfície da cerâmica e dos componentes semelhantes à cerâmica. O objetivo destes esforços é melhorar a osseointegração, conduzindo assim a avanços nas taxas globais de sucesso dos implantes.[10]

Revisão da literatura

- Branemark et al[11] observaram que durante os estudos de micrscopia vital em coelhos, utilizando câmaras ópticas de titânio, os oculares de titânio colocados nos ossos da perna dos coelhos não podiam ser removidos dos ossos após um período de cicatrização e cunhou o termo Osseointegração.
- Berglundh et al[12] no seu estudo colocaram 160 implantes em 20 cães Labrador para avaliar a cicatrização entre 2 horas e 12 semanas e verificaram que o processo de formação óssea começou já durante a primeira semana. O osso recém-formado presente no bordo lateral do leito ósseo cortado parecia ser contínuo com o osso parental, mas também foi encontrado osso tecido na superfície de titânio SLA a uma distância do osso parental. Este osso primário, que incluía trabéculas de osso tecido, foi substituído por osso de fibras paralelas e/ou lamelar e medula óssea. Entre 1 e 2 semanas, o tecido ósseo imediatamente lateral à região do pitch, responsável pela estabilidade mecânica primária do dispositivo, foi reabsorvido e substituído por osso viável recém-formado. Apesar desta perda temporária de contacto com o tecido duro, os implantes mantiveram-se clinicamente estáveis em todos os momentos.
- Jack E lemmons[13] analisou factores específicos da função imediata dos implantes dentários em termos de propriedades biomateriais e biomecânicas e a forma como podem influenciar a cicatrização pós-cirúrgica dos tecidos. São efectuadas comparações entre os desenhos de implantes dentários endósteos de placa, haste e

parafuso versus platô, aleta e geometria porosa, com e sem alterações na microquímica e microtopografia da superfície do corpo do dispositivo.

- Pinhlot et al[14] avaliaram os dados clínicos de um procedimento em duas fases no maxilar superior extremamente atrófico aumentado, utilizando fixações Brânemark ou ITI em 25 pacientes, e concluíram que os implantes ITI tratados com superfície jacteada com ácido de grão grande têm uma taxa de sobrevivência significativamente mais elevada do que os implantes Brânemark tratados com máquina em osso maxilar enxertado autógeno.
- Kang et al[15] investigaram o efeito das nanopartículas de tântalo nos osteoblastos de ratinho e o mecanismo subjacente e concluíram que, a partir da superfície do Ta poroso que depositou Ta-NPs, durante o carregamento, se verifica uma libertação espontânea de Ta-NPs, que se aproximam dos osteoblastos que rodeiam o implante. Eles concluíram que as Ta-NPs aumentam a proliferação de osteoblastos e promovem a autofagia que, por sua vez, mostrou proliferação celular aprimorada dentro do limiar de autofagia de Ta-NPs, que varia de 10 a 20 µg\ ml.
- Em 1968, a Sandhaus[16] desenvolveu o primeiro implante de cerâmica, conhecido como Implante Dentário Sigma
- Helmer et al[17] em 1969 foi o primeiro a relatar a utilização de cerâmica como implantes cirúrgicos no simpósio Research on Bioceramics
- Depprich et al[18] em 2008 avaliaram a osseointegração de implantes de zircónia com a de implantes de titânio. Quarenta e oito

implantes de zircónia e titânio foram introduzidos na tíbia de 12 minipigs. Após 1, 4 ou 12 semanas, os animais foram sacrificados e os espécimes contendo os implantes foram examinados em termos histológicos e ultra-estruturais
técnicas. Os resultados histológicos mostraram contacto ósseo direto nas superfícies de zircónia e titânio. O contacto osso-implante, medido por histomorfometria, foi ligeiramente melhor nas superfícies de titânio do que nas de zircónio.
No entanto, não foi observada qualquer diferença estatisticamente significativa entre os dois grupos, mostrando que a osteointegração da zircónia era comparável à do titânio

- Kobayashi et al[19] investigaram as propriedades mecânicas de ligas binárias de titânio-zircónio para revelar a sua possível utilização em novos materiais biomédicos. A dureza da liga contendo 50% de zircónio era aproximadamente 2,5 vezes maior do que a dureza do titânio puro e do zircónio puro. Os testes de tração mostraram uma tendência semelhante. As comparações entre a liga Ti-6Al-4V e a liga Ti-Zr-6Al-4V indicaram que uma liga de titânio-zircónio poderia fornecer um material de base para uma nova liga biomédica.
- Gottlow et al[20] testaram a hipótese de que os implantes de zircónia de titânio e de titânio apresentam uma osseointegração e estabilidade comparáveis. Seis implantes especialmente concebidos feitos de Ti (comercialmente puro, Grau 4) ou TiZr1317 (Roxolid®, Institut Straumann AG, Basileia, Suíça) com uma superfície hidrofílica jato de areia e gravada com ácido (SLActive,

Institut Straumann AG, Basileia, Suíça) foram colocados em cada mandíbula de porcos em miniatura e foi efectuado um teste de torque de remoção. Os resultados do torque de remoção indicaram uma estabilidade significativamente mais elevada para os implantes TiZr1317 do que para os implantes Ti

- Werhaug et al[21] estudaram a tolerância dos tecidos e a implantação bem sucedida de acrílico curado pelo calor em alvéolos dentários de cães e observaram que existe uma proliferação epitelial sem reação inflamatória dos tecidos moles, embora a implantação com este acrílico fosse limitada para toda a vida e de pouco valor protético
- A D Schitwalla et al[22] efectuaram uma análise de elementos finitos para identificar as diferenças no comportamento biomecânico de um implante dentário de Endolign(®) e de um PEEK comercial preenchido com pó. O titânio serviu de controlo. Estes três materiais foram utilizados para um conjunto implante-pilar dentário comutado em plataforma, sendo que o titânio, o PEEK com enchimento de pó e o Endolign(®) apresentaram tensões mais elevadas no osso cortical adjacente do que os outros dois. Estes conjuntos de implantes apresentaram distribuições de tensão semelhantes. As fibras de carbono sem fim conferem ao PEEK uma elevada estabilidade.
- Koch et al[23] avaliaram as reacções dos tecidos moles dos implantes de zircónia de uma só peça versus implantes de titânio e implantes de peek e descobriram que o peek mostrou uma média de 26,8% de BIC em comparação com o titânio que

tem 41% e a zircónia que tem 58% de Bic, respetivamente.

- Bo Yuan et al[24] compararam e avaliaram a formação de apatite óssea em PEEK e PEKK porosos após tratamento com ácido sulfúrico e incubação em fluido corporal simulado. Concluíram que o PEKK com mais grupos cetónicos permitia uma sulfonação mais fácil e uma melhor deposição de apatite semelhante à do osso do que o PEEK, conferindo assim ao PEKK-BSP uma melhor osteointegração e estabilidade mecânica do que o PEEK-BSP.

Osteointegração

A primeira utilização do termo "osseointegração" na literatura foi na publicação de Brânemark et al. Neste artigo, Brânemark optou pelo titânio comercialmente puro (c. p.) como material para o implante pretendido. Criou um implante roscado, oco e com hastes de vidro fixadas internamente (Figura 3.1). Ao inserir este implante no osso tibial de um coelho, observou que não só se desenvolviam vasos sanguíneos, como também o tecido conjuntivo e o osso apresentavam crescimento.

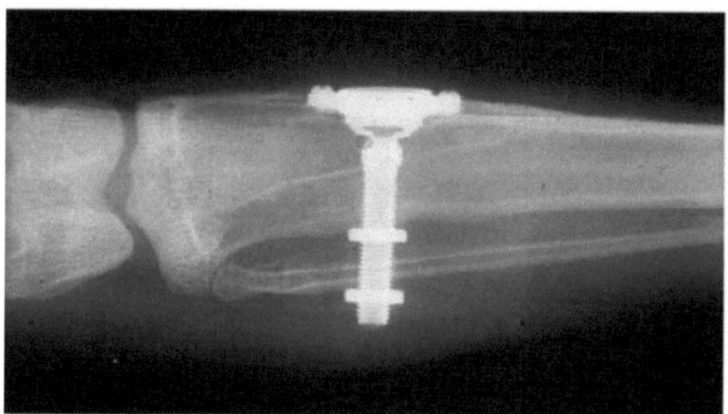

Figura 3.1

A primeira definição de osseointegração, que se afirmava ser "um contacto direto entre uma superfície de implante carregada e o osso ao nível de resolução do microscópio de luz", foi dada por Albrektsson et al. em 1981".[25] (ilustrado na figura 3.2). Clinicamente, foi definido por Albrektsson e Zarb (1993) como "um processo no qual uma fixação rígida clinicamente assintomática de um material aloplástico é alcançada e mantida no osso durante a carga funcional".[26]

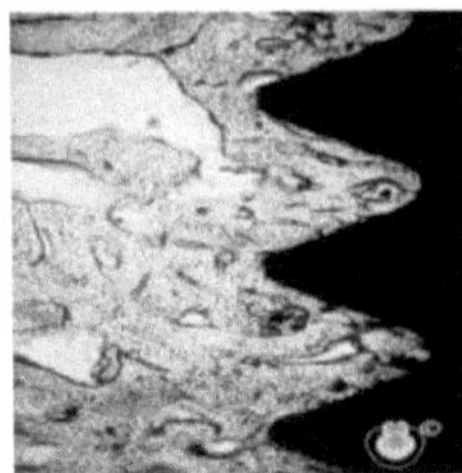
Figura 3.2

Albrektsson et al. relataram a resposta biológica iniciada na interface osso-implante após a implantação, definindo a osteointegração como "uma reação de corpo estranho em que o osso interfacial é formado como uma reação de defesa para proteger o implante dos tecidos". O resultado será a formação de novo osso ou o encapsulamento do tecido conjuntivo. O primeiro indica uma integração bem sucedida, enquanto o último indica uma integração mal sucedida que acabará por levar à falha do implante.[26] Consequentemente, o ponto focal da investigação de numerosos investigadores tem sido a interface entre o osso e o implante. Estes investigadores utilizaram diversos métodos, incluindo a microscopia ótica, a microscopia eletrónica e a radiografia, para estudar este aspeto.

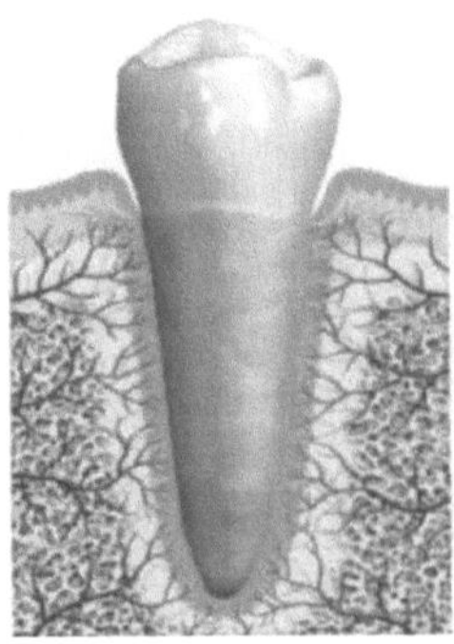

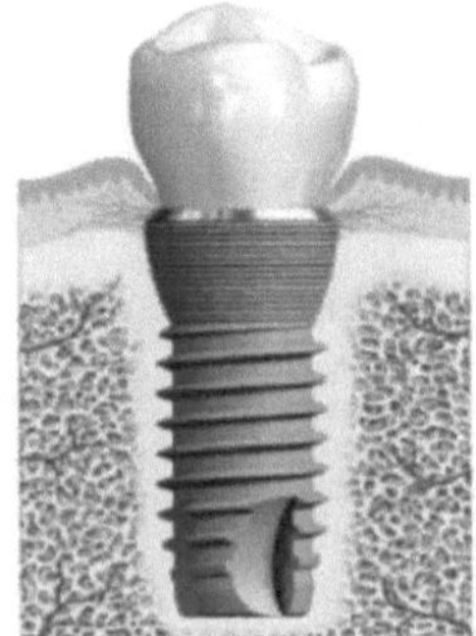

Figura 3.3

Berglundh et al. (2003) conceberam um modelo para observar de perto o mecanismo de cicatrização após a colocação do implante, desde as 2 horas até às 12 semanas. Este estudo in-vivo sugeriu que a osseointegração passa por duas fases[12]

1- Fase de estabelecimento

Esta fase estende-se desde as primeiras 2 horas até às 4 semanas após a colocação da estrutura do implante. Durante este período, verifica-se a criação de um coágulo logo após a perfuração do osso, que posteriormente é povoado por células inflamatórias. Ao quarto dia, observam-se células osteoclásticas, que desmineralizam o osso na proximidade da superfície do implante. No entanto, tem sido proposto que a formação de novo osso ocorreu para manter a estabilidade do implante após a perda de osso durante a primeira semana pós-implante. As actividades das células de osteoblastos e osteócitos foram detectadas na primeira semana, levando à formação de osso tecido. De seguida, as células osteoblásticas continuaram a depositar novo osso até à quarta semana após a implantação.

2- Fase de manutenção: -

Esta fase envolve a resposta biológica que ocorre entre 4 a 12 semanas após a implantação. Durante esta fase, ocorre a remodelação óssea, caracterizada pela presença de osso tecido que é posteriormente substituído por osso lamelar, tanto na interface entre o osso e o implante como em regiões distantes.

Terhaeyden et al. (2012) estudaram a resposta do tecido peri-implantar após a inserção do implante e até ao estabelecimento da osteointegração. O seu estudo implica a mesma sequência de cicatrização de tecidos moles para duros, dividindo-a em quatro fases: hemostase, inflamatória, proliferativa e de remodelação [27]

A osteointegração é alcançada quando todos os factores envolvidos no processo osteocondutor, de osteogénese e de osteoindução são controlados (Albrektsson e Johansson, 2001).[28] A osteointegração, tal como descrita por Von wilmowsky et al, depende muito de factores relacionados com o próprio implante em termos de material, desenho e caraterísticas da superfície.[29] Ogle et al (2015) descreveram que "A união estrutural e funcional do implante com o osso vivo é grandemente influenciada pelas propriedades físicas, mecânicas e de superfície do implante.[30]

Espositto et al. (1998) classificaram as falhas dos implantes em relação à osseointegração em: falhas biológicas, mecânicas, iatrogénicas e falhas relacionadas com a satisfação do paciente. A sua investigação centrou-se na falha biológica, que foi categorizada com base no momento em que ocorreu, como falha precoce ou tardia. Qualquer fator que comprometesse a resposta natural do hospedeiro necessária para criar e solidificar uma ligação forte com o osso era classificado como uma falha.[31]

A obtenção da osseointegração é fundamental para o sucesso dos implantes e os investigadores estão a introduzir persistentemente novas ligas para utilização como materiais de implante. Estas ligas apresentam diversas composições, tamanhos, atributos de superfície e tratamentos, todos com o objetivo de melhorar o processo de osseointegração.

Classificação dos biomateriais de implantes

Os biomateriais são classificados de acordo com as suas propriedades materiais, composição química e respostas baseadas na sua interação com os tecidos em ambiente biológico

Origem: Os biomateriais podem ser classificados com base na sua origem como naturais, sintéticos ou híbridos. Os biomateriais naturais são derivados de fontes biológicas, como o colagénio, a seda ou o quitosano. Os biomateriais sintéticos são sintetizados quimicamente, tais como polímeros como o polietileno e o poliuretano. Os biomateriais híbridos são uma combinação de biomateriais naturais e sintéticos.

Composição química: Os biomateriais também podem ser classificados com base na sua composição química, como metais, cerâmicas, polímeros ou compósitos. Os metais normalmente utilizados em implantes incluem o aço inoxidável, o titânio e as ligas de cobalto-crómio. As cerâmicas, como a hidroxiapatite e a alumina, são utilizadas para implantes ósseos, enquanto os polímeros, como o polietileno e o silicone, são utilizados para implantes de tecidos moles. Os compósitos são uma combinação de dois ou mais materiais, como as fibras de carbono e os polímeros. [32,33,34,35]

Propriedades físicas: Os biomateriais também podem ser classificados com base nas suas propriedades físicas, como a biodegradabilidade, a biocompatibilidade e as propriedades mecânicas. Os materiais biodegradáveis são aqueles que podem ser decompostos pelo organismo, como o ácido poliláctico e o ácido poliglicólico. Os materiais biocompatíveis são aqueles que podem ser utilizados no corpo sem causar uma reação adversa, como o titânio e a hidroxiapatite. As propriedades mecânicas, como a rigidez e a resistência, são considerações importantes para os implantes de suporte de carga.[32,33,34,35]

Biodynamics	Chemical composition		
	Metals	Ceramics	Polymers
Bio tolerant	Gold Co-Cr alloys Stainless-Steel Niobium Tantalum		Polyethylene Polyamide Polymethylmethacrylate Polytetrafluoroethylene Polyurethane
Bioinert	Commercially pure Titanium.	Aluminium oxide	
	Titanium alloy (Ti-6AL-4V)	Zirconium oxide	
Bioactive		Hydroxyapatite	
		Tricalcium Phosphate	
		Calcium Pyrophosphate	
		Bio glass	
		Carbon- silicon	

De um modo geral, os biomateriais para implantes são classificados com base na sua utilização como [34]

Materiais para implantes dentários

Metais e ligas - Titânio e titânio -6 alumínio-4vanádio (Ti-6AI-4V) e titânio comercialmente puro, ligas à base de cobalto-crómio-molibdénio, ligas à base de ferro-crómio-níquel

Cerâmica - Óxido de alumínio, titânio e zircónio, Cerâmica bioactiva e biodegradável

Carbono --Carvão e carbono silício, vítreo e pirolítico

Polímeros e compósitos - Polimetilmetacrilato (PMMA), Polietileno (UHMW-PE), Politetrafluoroetileno (PTFE), Borracha de silicone, Polissulfona)

Materiais de aumento ósseo

Cerâmica - Fosfato de cálcio, vidro bioativo e vitrocerâmica

Polímeros -PMMA, ácido lático/glicólico

Minerais naturais -Colagénio, matriz óssea desmineralizada, proteínas morfogénicas ósseas1

Propriedades dos biomateriais de implantes

Propriedades a granel

Módulo de elasticidade: O módulo de elasticidade é simplesmente definido como a relação entre a tensão e a deformação dentro do limite proporcional. Em termos físicos, representa a rigidez de um material dentro da gama elástica quando é aplicada uma carga de tração ou compressão. É clinicamente importante porque indica que o biomaterial selecionado tem propriedades de deformação semelhantes às do material que vai substituir. É essencial escolher um material de implante que possua um módulo de elasticidade semelhante ao do osso (18 GPa). Esta seleção é crucial para garantir uma distribuição mais uniforme da tensão ao longo do implante e para minimizar qualquer movimento na interface entre o implante e o osso. [32,33,34,35]

Resistência à tração, à compressão e ao cisalhamento: Para um desempenho ótimo, um material de implante deve possuir uma elevada resistência à tração e à compressão para evitar fracturas e aumentar a estabilidade funcional. Quando a resistência ao cisalhamento interfacial é aumentada, a transmissão de tensão

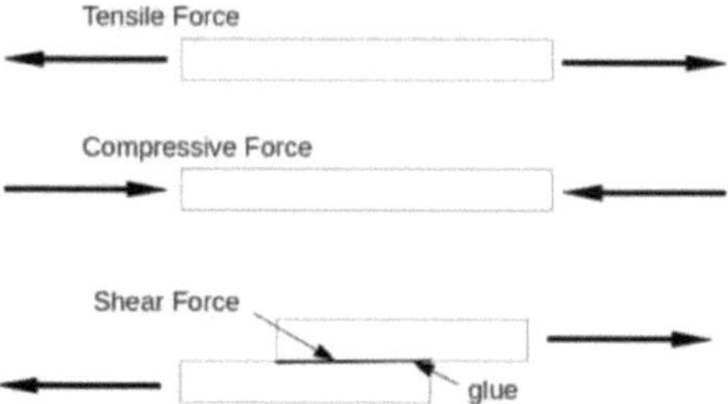

A figura 4.2.1 mostra a direção da tração, compressão e cisalhamento

***Força/Resistência à fadiga**:* Para evitar a fratura frágil sob carga repetitiva, um material de implante tem de apresentar uma força de cedência e uma resistência à fadiga substanciais. Quanto maior for a carga aplicada, maior será a tensão mecânica e, por conseguinte, maior será a possibilidade de exceder o limite de fadiga, o que poderá levar à fratura final do material

Em geral, o limite de fadiga dos materiais de implantes metálicos atinge aproximadamente 50% da sua resistência à tração final. No entanto, esta relação só é aplicável a sistemas metálicos, e os sistemas poliméricos não têm um limite inferior em termos de resistência à fadiga. [32,33,34,35]

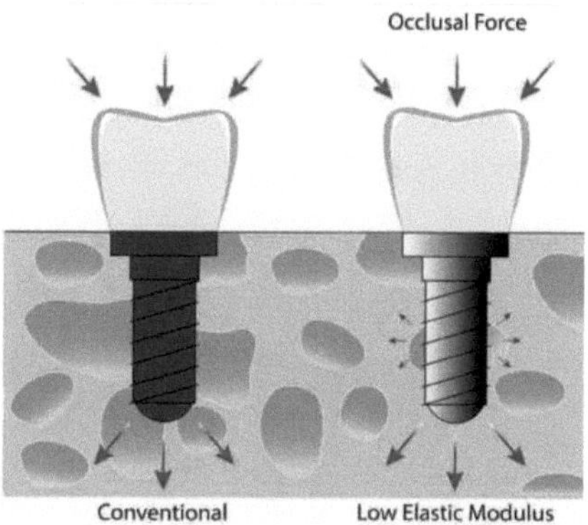

Figura 4.2.2 O módulo de elasticidade do material deve ser comparado com o do osso

Ductilidade: A ductilidade do implante é necessária para o contorno e a modelação de um implante.

A maioria dos consensos sobre normas para metais (American Society for Testing and Material [ASTM], International Standardization Organization [ISO], American Dental Association [ADA]) exige um mínimo de 8% de ductilidade para minimizar as fracturas frágeis.

Dureza e resistência: O aumento dos níveis de dureza reduz a probabilidade de desgaste nos materiais dos implantes, enquanto o aumento da tenacidade atenua o risco de fracturas nos implantes.

Propriedades da superfície

Tensão superficial e energia superficial: A molhabilidade da superfície desempenha um papel vital na forma como o implante interage com fluidos húmidos como o sangue, bem como na limpeza da superfície do implante. Além disso, os osteoblastos apresentam uma adesão melhorada nas superfícies dos implantes que têm uma molhabilidade favorável. A energia da superfície também influencia a adsorção de proteínas.

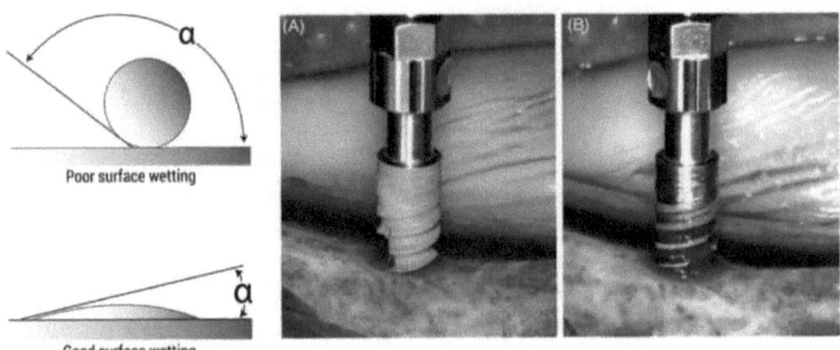

Figura 4.2.3 Ângulo de superfície menor, maior molhabilidade, o que leva a uma melhor osteointegração

Rugosidade da superfície: As alterações na rugosidade da superfície dos implantes têm impacto nas reacções das células e dos tecidos, aumentando a área de superfície do implante junto ao osso. Consequentemente, isto aumenta a fixação das células ao osso devido ao aumento da área de contacto

As superfícies dos implantes foram classificadas com base em diferentes critérios, como a rugosidade, a textura e a orientação das irregularidades

(1) Wennerberg e colaboradores dividiram as superfícies dos implantes de acordo com a rugosidade da superfície em Minimamente rugosa (0,5-1 m), Rugosa intermédia (1-2 m), Rugosa (2-3 m)

(2) A superfície do implante pode ser classificada de acordo com a

sua textura como

textura côncava (principalmente através de tratamentos aditivos como o revestimento de hidroxiapatite (HA) e a projeção de plasma de titânio)

textura convexa (principalmente por tratamento subtrativo como a gravura e a granalhagem)

(3) A superfície do implante também pode ser classificada de acordo com a orientação das irregularidades da superfície:

Superfícies isotrópicas: têm uma topografia semelhante, independentemente da direção de medição;

Superfícies anisotrópicas: têm uma clara direccionalidade e variam consideravelmente em termos de rugosidade. [32,33,34,35]

Biocompatibilidade

Isto refere-se à capacidade de um material de implante apresentar uma reação positiva num ambiente biológico específico para um determinado fim. Esta propriedade depende tanto da resistência à corrosão como da citotoxicidade dos produtos de corrosão que se podem formar.

***Corrosão e resistência à corrosão**:* É a perda de iões metálicos da superfície do metal para o ambiente circundante. São observados os seguintes tipos de corrosão.

Corrosão em fendas: Este fenómeno ocorre em áreas confinadas, como a interface entre o parafuso do implante e o osso. Quando os iões metálicos se dissolvem, podem gerar um ambiente localizado com carga positiva nas fendas. Isto pode potencialmente levar à ocorrência de corrosão em fendas.

Corrosão por picadas: A corrosão por pite ocorre em implantes com pequenas reentrâncias na superfície. Durante este processo, os iões de metal dissolvem-se e interagem com iões de cloreto. A corrosão por pite resulta na rugosidade da superfície devido à criação de pites na superfície.

Corrosão galvânica: Este fenómeno resulta de variações nos gradientes eléctricos. Os iões de níquel e crómio das próteses artificiais podem migrar para os tecidos peri-implantares devido à infiltração de saliva entre o implante e a superestrutura. Isto pode levar à reabsorção óssea e afetar potencialmente a estabilidade do implante, acabando por resultar em fracasso.

Corrosão eletroquímica: Neste processo, ocorre a oxidação anódica e a redução catódica, levando à deterioração do metal e à transferência de carga através de electrões. A presença de uma camada passiva de óxido na superfície do metal pode evitar este tipo de corrosão. [34,36,37]

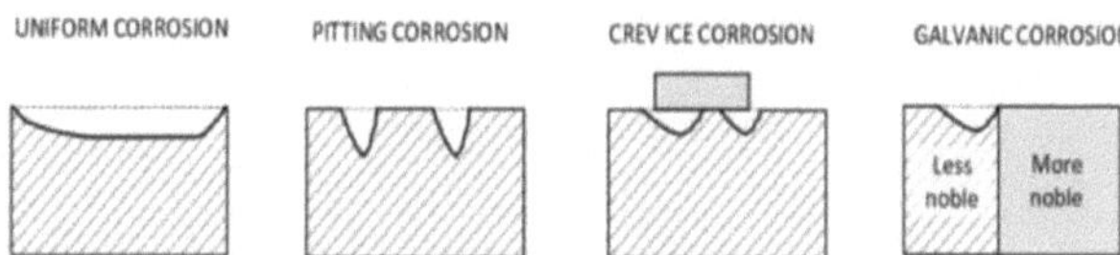

Figura4.2.4 mostrando os tipos de corrosão

Significado clínico da corrosão:

Os biomateriais para implantes devem ser resistentes à corrosão. A corrosão pode levar à rugosidade da superfície, ao comprometimento da resistência da restauração, à libertação de elementos do metal ou da liga e a reacções potencialmente tóxicas. Os tecidos circundantes podem sofrer descoloração e os doentes podem desenvolver reacções alérgicas devido à libertação de elementos.[38,39,40]

Biomaterial	Tensile strength ratio (biomaterial/bone)*	Ductility (% elongation) ratio (biomaterial/bone)†
Polymers	0.1 - 0.5x	1 - 300x
Ceramics		
$CaPO_4$	0.1 - 2.0x	0
Carbons		
C and C-Si	1.0 - 5.0x	0
Ceramics		
Al_2O_3	2.0 - 5.0x	0
Metals and alloys	1.5 - 7.0x	8 - 30x

* The tensile strength of compact bone was taken as 2×10^4 psi for these ratios.
† The tensile elongation to fracture for compact bone was taken as 1% for these ratios.

Tabela 4.2.1 comparação da resistência à tração de vários biomateriais em Implantologia

Material	Normal analysis (w/o)	Modulus of elasticity GN/m² (psi x 10⁶)	Ultimate tensile strength MN/m² (ksi)	Elongation to fracture (%)	Surface
Titanium	99*Ti	97 (14)	240-550 (25-70)	>15	Ti oxide
Titanium-aluminum-vanadium (Ti-Al-V)	90Ti-6Al-4V	117 (17)	869-896 (125-130)	>12	Ti oxide
Cobalt-chromium-molybdenum (casting) (Co-Cr-Mo)	66Co-27Cr-7Mo	235 (34)	655 (95)	>8	Cr oxide
Stainless steel (316L)	70Fe-18Cr-12Ni	193 (28)	480-1000 (70-145)	>30	Cr oxide
Zirconium (Zr)	99*Zr	97 (14)	552 (80)	20	Zr oxide
Tantalum (Ta)	99*Ta	–	690 (100)	11	Ta oxide
Gold (Au)	99*Au	97 (14)	207-310 (30-45)	>30	Au
Platinum (Pt)	99*Pt	166 (24)	131 (19)	40	Pt

ORIENTAÇÕES PARA A SELECÇÃO DE BIOMATERIAIS DE IMPLANTES

A ADA forneceu algumas diretrizes para a seleção de biomateriais de implantes:

- Avaliação das propriedades físicas que garantem uma resistência suficiente

• Deve ser fácil de fabricar e capaz de ser esterilizado sem se degradar.

• Avaliação da segurança e da biocompatibilidade, incluindo ensaios de citotoxicidade e caraterísticas de interferência nos tecidos.

• Livre de defeitos.

• Pelo menos dois estudos clínicos longitudinais independentes que apresentem a sua eficácia. [40]

Metais e ligas

Os metais e as ligas metálicas são amplamente utilizados no fabrico de implantes. Esta categoria engloba materiais como o titânio, tântalo, vanádio, cobalto, crómio, molibdénio, níquel, entre outros. Apesar da sua utilização generalizada em restaurações, os metais preciosos são raramente utilizados para a criação de implantes.

Ligas à base de Cobalto-Crómio-Molibdénio: Estas ligas são frequentemente utilizadas em estados metalúrgicos fundidos ou fundidos e recozidos. Isto permite-lhes ser utilizadas no fabrico de implantes feitos à medida, como estruturas subperiosteais. Uma dessas ligas consiste em 63% de cobalto, 30% de crómio e 5% de molibdénio. O crómio oferece resistência à corrosão e o molibdénio contribui para a força e resistência geral à corrosão. No entanto, é importante notar que esta liga não é tão resistente à corrosão como o titânio.

Liga à base de ferro-crómio-níquel: Esta liga é essencialmente conhecida como aço cirúrgico ou aço austenítico. Tem uma longa história de aplicação na produção de dispositivos ortopédicos e implantes dentários. Composta principalmente por ferro, com 18% de crómio e 8% de níquel, esta liga apresenta uma elevada resistência e ductilidade, especialmente quando combinada com sistemas de titânio.

É frequentemente utilizada para fabricar componentes como lâminas de ramus, estruturas de ramus, pinos estabilizadores e certos sistemas de inserção de mucosa. Apesar das suas propriedades mecânicas vantajosas e da relação custo-eficácia, a sua resistência à corrosão é inferior à do titânio. Por conseguinte, a sua utilização como material de implante é limitada.

Metais preciosos: Vários metais preciosos, incluindo o tântalo, a platina, o índio, o ouro, o paládio e as suas ligas, também têm sido considerados como biomateriais para implantes dentários. No passado, o ouro era utilizado para implantes dentários, oferecendo vantagens como a resistência à corrosão e uma biocompatibilidade favorável. No entanto, a sua adoção como biomaterial para implantes é limitada devido a factores como o seu elevado custo e uma resistência mecânica comparativamente inferior.[41]

Titânio

O titânio e as suas ligas são considerados como o material de referência para implantes dentários, muitas vezes referido como o "padrão de ouro". Este facto é atribuído à sua biocompatibilidade estabelecida e às suas notáveis propriedades de resistência à corrosão, que superam o aço inoxidável e as ligas de cobalto-crómio. A maior resistência e o menor módulo de elasticidade do titânio, em comparação com outros metais, tornam-no capaz de suportar as forças aplicadas. No entanto, foram documentadas certas reacções negativas no tecido hospedeiro em associação com implantes de titânio, tanto a nível clínico como através de observações histológicas. Apesar disso, o titânio continua a ser o padrão de ouro para implantes dentários até à data.[42,43]

Estrutura e ligas de titânio

O titânio apresenta-se em duas formas cristalinas distintas: a fase alfa (α), caracterizada por uma estrutura cristalina hexagonal de empacotamento fechado, e a fase beta (β), caracterizada por uma estrutura cúbica de corpo centrado. A fase alfa é a estrutura estável e sofre uma transformação para a fase beta metaestável a uma temperatura de 883 graus Celsius. Estas estruturas cristalinas têm composições e atributos únicos no que respeita à força, resistência à corrosão e propriedades elásticas. A estabilidade de cada fase pode ser influenciada por elementos específicos, o que subsequentemente afecta as respectivas propriedades.

A fase alfa é estabilizada por oxigénio (O), carbono, alumínio (Al), azoto (N), estanho (Sn) e zircónio (Zr).

A fase beta é estabilizada pelo magnésio (Mg), ferro (Fe), crómio (Cr), vanádio (V), molibdénio (Mo) e nióbio (Nb).

Os implantes de titânio que são parcial ou totalmente estabilizados com alfa são mais preferidos devido às suas propriedades mecânicas superiores e à sua resistência à corrosão.

Para a produção de implantes dentários, o titânio comercialmente puro (CpTi) na fase alfa e as ligas Ti-6Al-4V alfa + beta são as escolhas preferidas. O titânio comercialmente puro é classificado em quatro graus com base no seu teor de oxigénio, que determina o seu nível de pureza: o grau 1 é a forma mais pura de CpTi, enquanto o grau 4 é o menos puro. Para além do oxigénio, o CpTi contém também quantidades vestigiais de carbono, azoto e ferro. O CpTi de grau 4 possui concentrações mais elevadas destes elementos, o que pode influenciar as suas propriedades mecânicas.[42,43]

Components (%)		Fe max.	C max.	O max.	N max	H max.	Σ	Ti (%)
ASTM grades	1	0.2	0.1	0.18	0.03	0.015	0.525	99.47
	2	0.3	0.1	0.25	0.03	0.015	0.695	99.3
	3	0.3	0.1	0.35	0.05	0.015	0.855	99.13
	4	0.5	0.1	0.4	0.05	0.015	1.095	98.93

Ti - titânio, H - hidrogénio, N - azoto, *0* - oxigénio, C - carbono, Fe - ferro.

Quadro 5.1.1 Classes de titânio comercialmente puro e % de oligoelementos adicionados

As ligas de titânio do tipo beta com menor módulo de elasticidade estão a atrair a atenção devido às suas caraterísticas não tóxicas e não alergénicas, bem como à sua maior resistência e biocompatibilidade.[42,43]

Propriedades mecânicas

Para suportar as tensões das forças de mastigação, a escolha do material é influenciada por factores-chave como a dureza, a resistência à tração, o módulo de Young e o alongamento. A ocorrência de fracturas de implantes resulta principalmente da incompatibilidade biomecânica e da rutura mecânica. Por conseguinte, é crucial que o material utilizado na substituição óssea apresente propriedades mecânicas semelhantes às do osso natural. As propriedades do titânio e das suas ligas são descritas em 5.1.2 e na figura 5.1.1 , ,[434445]

Alloy	Tensile strength (MPa)	Yield strength (0.2% offset MPa)	Elastic modulus (Gpa)	Density (g/cm^3)	Elongation (%)
cpTi Grade I	240	170	102	4.5	24
cpTi Grade II	345	275	102	4.5	20
cpTi Grade III	450	380	102	4.5	15
cpTi Grade IV	550	483	104	4.5	18
Ti6Al4V	954	795	113	4.4	10

Quadro 5.1.2 Comparação das propriedades de diferentes graus de qualidade comercial

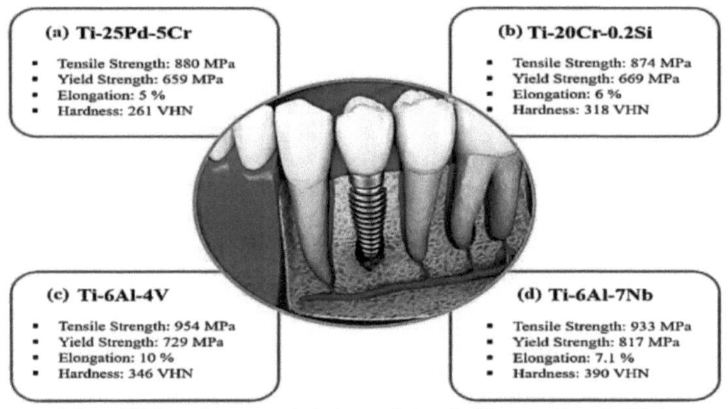

A figura 5.1.1 mostra as propriedades mecânicas de diferentes ligas de titânio

Biocompatibilidade

Os materiais dos implantes devem ser altamente não tóxicos e não devem causar reacções alérgicas ao tecido hospedeiro.

Os dois principais factores que influenciam a biocompatibilidade de um material são

- Resposta do hospedeiro induzida pelo material

- Degradação de materiais no ambiente corporal

Algumas das reacções do hospedeiro aos implantes de titânio são[46]

- Sensibilização
- Genotoxicidade
- Toxicidade subcrónica
- Citotoxicidade
- Implantação
- Irritação
- Hemocompatibilidade
- Toxicidade sistémica

O comportamento de corrosão dos implantes metálicos tem um impacto significativo na sua biocompatibilidade. Isto deve-se ao facto de os iões metálicos libertados pela corrosão poderem provocar vários efeitos prejudiciais. Estes efeitos podem afetar o tecido que rodeia o implante localmente, bem como sistemicamente, causando potencialmente reacções alérgicas neste último caso. Estas reacções de tipo IV, ao contrário de outros tipos de reacções, não são dependentes da dose e são influenciadas apenas pela libertação de iões metálicos em resultado da corrosão.

Por outro lado, as reacções no tecido vizinho do implante são dependentes da dose, o que significa que são influenciadas pelo número de iões libertados e, por conseguinte, são afectadas pela taxa de corrosão. Embora as ligas de titânio apresentem geralmente uma boa resistência à corrosão, a presença de proteínas como

A albumina pode alterar este comportamento. Consequentemente, pode haver um aumento da quantidade de titânio libertado para os tecidos.

Um estudo realizado por Rodriguez et al. demonstrou que, em animais como babuínos e coelhos, os níveis de titânio nos tecidos não se alteraram após a colocação de implantes de titânio, ao passo que noutros animais, por exemplo, ratos, foram encontrados níveis elevados de titânio no baço e verificou-se uma degeneração significativa do tecido hepático[47]

Observou-se que as ligas que incluem metais como V (vanádio) e Al (alumínio) apresentam efeitos toxicológicos, levando a uma diminuição da proliferação de células osteoblásticas e da formação de matriz óssea. Devido a estas preocupações, as ligas que contêm estes metais têm sido evitadas e substituídas por alternativas que incorporam metais como o nióbio (Nb), o zircónio (Zr) ou o tântalo (Ta).

Quando as ligas de titânio que incorporam estes metais mencionados são imersas em várias soluções, apresentam uma libertação mais lenta dos materiais da liga, incluindo o próprio titânio, em comparação com as ligas que contêm V e Al. Este facto sugere um perfil de biocompatibilidade potencialmente mais favorável para estas ligas alternativas.

Osteointegração em titânio

As duas ligas de titânio mais comummente utilizadas, cpTi (titânio comercialmente puro) e Ti-6Al-4V, são ambas capazes de atingir a osseointegração.

A osseointegração refere-se ao contacto direto estabelecido entre o osso vivo e o metal, sem a presença de uma camada de cápsula fibrosa interveniente. Tanto o cpTi como o Ti-6Al-4V apresentam bioatividade, encorajando a formação óssea a ocorrer diretamente em contacto com a superfície metálica.

A zona interfacial que liga o implante de liga de titânio ao osso vivo é fundamental no processo de osseointegração. Esta zona fina, que mede entre 20 e 50 nanómetros, serve como área de libertação de factores de crescimento pelas células ósseas. Estes factores de crescimento dão início a uma sequência de eventos que conduzem à formação óssea. A fase inicial envolve a deposição de proteínas do plasma sanguíneo na camada de óxido da superfície do implante. Posteriormente, forma-se uma matriz de fibrina que fornece um suporte para os osteoblastos, as células responsáveis pela formação óssea. Com este suporte, os osteoblastos contribuem para a deposição de osso, que preenche a região interfacial. Como resultado, o osso recém-formado cresce diretamente contra a superfície do implante, resultando na sua completa osseointegração.

Dois critérios principais para a osteointegração bem sucedida de um implante de titânio são

- Formação da camada de óxido
- Superfícies rugosas/porosas

Camada de óxido de titânio

A biocompatibilidade do titânio está intimamente ligada à formação de uma fina camada superficial passiva de óxido (TiO2) quando o metal é exposto ao ar ou aos fluidos dos tecidos. Esta camada de óxido, que se desenvolve na superfície do titânio, actua como uma barreira que impede a troca iónica com o ambiente externo. Essencialmente, forma uma camada protetora, contribuindo para a sua biocompatibilidade e resistência à corrosão.

Pensa-se que esta camada de óxido desempenha um papel no início e no reforço da osteointegração. Consequentemente, os esforços de investigação têm sido direcionados para a modificação desta camada através de meios químicos ou físicos.

No seu estado natural, a camada de óxido de titânio pode existir em várias fases. Para além do TiO2, podem também estar presentes fases como o rutilo, a anátase e a brookite, cada uma com estruturas, densidades e propriedades distintas. A fase rutilo forma-se a temperaturas mais elevadas, enquanto a anatase e a brookite se formam a temperaturas mais baixas. Além disso, o TiO2 pode ser encontrado na natureza ou sintetizado.

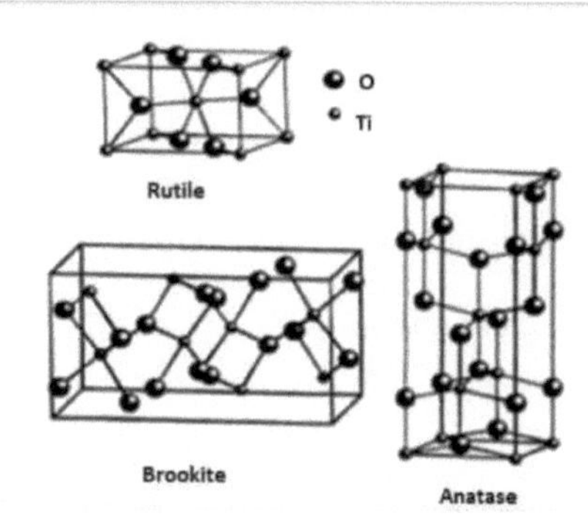

Figura 5.1.2 Transformação de fase do óxido de titânio

Superfície porosa

O osso é composto por dois componentes principais: o osso esponjoso (esponjoso) e o osso cortical (compacto). À medida que se passa da região esponjosa interior para a zona cortical exterior, a densidade óssea aumenta gradualmente, revelando uma estrutura irregular e porosa. A manipulação do tamanho e da disposição dos poros nos implantes permite a criação de caraterísticas mecânicas semelhantes às do osso. Isto pode ser conseguido através de diversas técnicas de modificação da superfície.

Modificações de superfície para titânio

A rugosidade da superfície do implante ajuda a alterar a energia da superfície que, por sua vez, ajuda a aumentar a deposição de proteínas e a formação óssea. A superfície mais rugosa do titânio pode ser obtida através de

- Método subtrativo como a granalhagem, a decapagem com ácido

e alcalino

- Método aditivo, como o revestimento com hidroxiapatite ou carbono tipo diamante (DLC)

A introdução do desbaste da superfície tem sido associada a um aumento das taxas de sucesso dos implantes dentários.

Num estudo realizado por Pinhlot et al, foi efectuada uma comparação entre as taxas de sobrevivência de implantes com superfícies rugosas e lisas. Os resultados demonstraram que a taxa de sobrevivência dos implantes com superfícies rugosas era de 98% aos 20 a 27 meses, enquanto a taxa de sobrevivência dos implantes com superfícies lisas era notavelmente mais baixa, 81%. 4[1]

A SLA (Sandblasted with Large Grit and Acid-Etched) é uma técnica utilizada para induzir a erosão da superfície dos implantes. Este processo envolve a aplicação de um ácido potente numa superfície que foi previamente sujeita a jato com partículas de areia grossa. Ao combinar estes dois procedimentos em sequência, o objetivo é criar macro-rugosidade e micro-cavidades. Este método melhora efetivamente a rugosidade da superfície, conduzindo a uma melhor capacidade de osseointegração.

Num estudo efectuado por Xue et al., verificou-se que a superfície obtida através de jato de areia sequencial e tratamento alcalino apresentava uma resistência ao cisalhamento elevada, melhorando consequentemente o crescimento ósseo inicial e a osteointegração.[48] Da mesma forma, na investigação de He et al., os implantes tratados com jato de areia seguido de DAE (ataque ácido duplo com HCl e H2SO4) apresentaram uma maior osteointegração durante a fase de cicatrização, demonstrando uma melhoria substancial da bioatividade[50] . Kim et al. descobriram que os osteoblastos humanos prosperavam na superfície da SLA, que oferecia mais espaço para a fixação e proliferação das células. A morfologia da superfície da SLA tornou-se tipicamente rugosa e irregular após o jato de areia, mas depois do tratamento de ataque ácido a superfície é mais uniforme e são criados pequenos micropoços (*1-2μm* de diâmetro)[49]

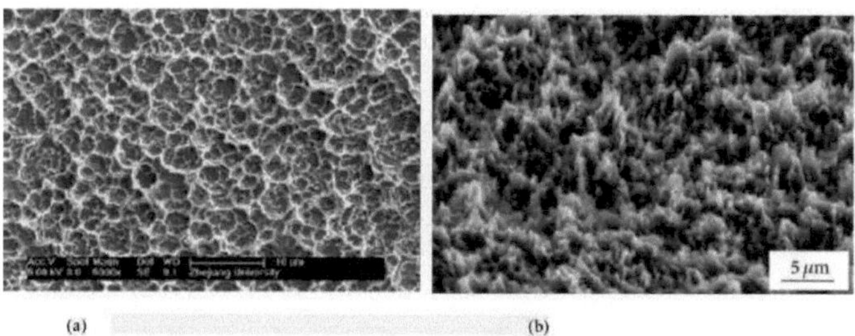

A morfologia da superfície de (a) implantes de liga Ti6Al4V tratados com jato de areia com DAE (HCl e H2SO4) e (b) implantes de Ti tratados com jato de areia com HCl quente

Foram explorados métodos químicos para além da gravação com ácido para modificar as superfícies. O tratamento alcalino é uma abordagem alternativa, embora não tenha um impacto primário na rugosidade da superfície, mas sim na carga da superfície. A investigação demonstrou que o tratamento da liga de titânio com uma solução de NaOH altamente concentrada leva ao desenvolvimento de uma superfície de titanite de sódio que apresenta uma interação mais ativa com o osso e facilita melhor o crescimento. O tratamento alcalino conduz a uma superfície com carga negativa que absorve rapidamente os iões de cálcio dos fluidos corporais. Estudos in vitro utilizando fluido corporal simulado (SBF) indicaram que a adsorção inicial de iões Ca2+ é rapidamente seguida pela deposição de iões fosfato e eventual formação de hidroxiapatite.

Nos últimos tempos, os avanços nos métodos de revestimento têm sido notáveis, incorporando técnicas como a pulverização iónica e o tratamento por plasma térmico. Estas melhorias produziram revestimentos mais robustos com maior aderência ao substrato de titânio, apresentando assim um maior potencial para aplicações clínicas. Este progresso reacendeu o interesse no revestimento de implantes dentários, uma vez que cenários clínicos específicos podem necessitar de implantes revestidos para garantir resultados óptimos. Por exemplo, os implantes aparafusados revestidos com hidroxiapatite foram recomendados para a maxila anterior e para a mandíbula posterior.

Outro material utilizado para o revestimento de implantes dentários é o carbono tipo diamante (DLC). Este material amorfo demonstra uma elevada biocompatibilidade inerente com o osso e foi aplicado utilizando a deposição de vapor químico em parafusos de pilar de cpTi aquecidos. A técnica de aplicação pode ser adaptada, incluindo mesmo a eletrodeposição. Idealmente, o processo envolve a deposição dc uma camada intermédia, como o silício amorfo, para melhorar a adesão do DLC ao substrato. Esta abordagem tem como objetivo gerar superfícies com maior resistência à corrosão e maior biocompatibilidade.

Alguns dos outros métodos de modificação física da superfície de implantes de titânio incluem

1. Tecnologia de pulverização por plasma
2. Imersão em plasma iónico Implantação
3. Implantação e deposição de iões por imersão em plasma
4. Deposição física de vapor

Os métodos químicos para a modificação da superfície incluem

1. Deposição química de vapor
2. Sol-gel
3. Oxidação por microarco

O resumo destas técnicas é apresentado no quadro 5.1.3

Methods	Coating quality	Process rate	Bond strength	Osteogenesis and antibacterial function	Applications
Chemical vapor deposition	Good controlling on composition and characteristics of the film, flexibility	Deposition by chemical reaction at a high temperature	Not available	It positively affects the proliferation and activity of osteoblast-like cells, sterilization efficiency against *E. coli*	Used for complex workpieces and inner hole coating
Sol-gel	Easy to prepare uniform multi-component oxide film and quantitative doping, effective control on composition and microstructure	Several steps for the preparation of sol-gel, transfer of sol-gel to substrate, aging and drying	3–55 MPa	Bone-like apatite formation in SBF, good biological activity, antifungal effects	Used for preparing thin films, possible for coating on the surface of particles of powder materials
Micro-Arc oxidation	Suitable for ceramic membrane, firm bonding, dense and uniform ceramic membrane	$\approx$1–3 $\mu m\ min^{-1}$ in thickness	5–44 MPa	Improving the adhesion of cells. Good antibacterial ability against *E. coli* and *Staphylococcus aureus*	Used for improving the surface roughness
Plasma spray technology	Dense coating, high bonding strength, difficult to oxidize spray material	Not available	20–80 MPa	Enhanced osseointegration, osteoblast proliferation and rapid bone repair.	Wide range of materials, suitable for a variety of coatings
Plasma immersion ion implantation	Inert to surface thin injection layer, good biocompatibility.	Not available	Not available	Inhibition of *Staphylococcus aureus* and *Escherichia coli* (*E. coli*)	Used for large, heavy, and complex shaped workpieces
Plasma immersion ion implantation and deposition	Easy composition control, improved density and adhesion, suitable for three-dimensional and complex surfaces	$\approx$30–40 $nm\ min^{-1}$ in thickness	Very high	Rapid osseointegration and continuous biomechanical stability, reduction of gram-negative *E. coli* and *Pseudomonas aeruginosa*	Used for precision parts with high added value to improve the wear resistance
Physical vapor deposition	Uniform and dense film, strong bonding force	$\approx$25–1,000 $nm\ min^{-1}$ in thickness	Moderate	Surface modification to increase the contact area, good blood compatibility	Suitable for preparation of special functional composite membrane

Tabela 5.1.3 Métodos de modificação da superfície do titânio

Impressão 3D de implantes de titânio

Foram sugeridas várias técnicas para obter estruturas porosas de titânio, incluindo a co-sinterização de partículas precursoras, a pulverização por plasma de pó sobre um núcleo de elevada espessura, a sinterização de fios de titânio e a expansão controlada de poros preenchidos com árgon através da formação de espuma no estado sólido. Mais recentemente, as tecnologias avançadas de impressão 3D e de fabrico aditivo (3DP/AM) permitiram a produção de implantes de titânio com um controlo preciso da sua forma externa e da dimensão do sistema de poros interligados.

Na impressão 3D ou fabrico aditivo, o material à base de pó metálico é adicionado gradualmente camada a camada, sendo cada camada fundida por um feixe de electrões ou um laser. Este processo permite a criação de implantes de titânio complexos com propriedades e estruturas personalizadas.

A impressão 3DP tornou-se o método mais atrativo para a produção de implantes devido a:

- rapidez
- controlar com precisão as necessidades do paciente
- forma e dimensão exactas
- qualidade dos diferentes tecidos vivos
- nomeadamente sobre técnicas e procedimentos,
- variáveis efectivas para andaimes porosos, densidade, dimensão

dos poros.

A utilização da impressão 3D (3DP) está a ganhar popularidade como método de fabrico de vários materiais, incluindo o titânio (Ti), Ti6Al4V, memória de forma

e ligas de cobalto-crómio. As técnicas de fabrico aditivo (AM) oferecem a vantagem de produzir implantes que estão em conformidade com desenhos personalizados, permitem uma produção rápida, garantem a biocompatibilidade, atingem a resistência e o módulo de elasticidade adequados e proporcionam as condições de superfície desejadas.

Os implantes de Ti-6Al-4V possuem propriedades biológicas e mecânicas excepcionais, com baixas taxas de falha durante períodos prolongados e uma durabilidade superior a dez anos. Assim sendo, a impressão 3D baseada em desenho assistido por computador/fabricação assistida por computador (CAD/CAM) tem o potencial de melhorar estes implantes para o desenvolvimento crítico da osseointegração, promovendo a libertação de células ósseas na fina zona interfacial (20-50 nm), iniciando o processo de formação óssea.

Em termos de propriedades mecânicas, foram comparados os valores de limite de elasticidade, resistência à tração e dureza entre a liga de Ti Ti-64 produzida através de impressão 3D (especificamente fusão selectiva a laser - SLM) e processos metalúrgicos tradicionais (como barras laminadas) utilizando ensaios estáticos. Os resultados indicam que as propriedades mecânicas são geralmente mais elevadas para os métodos de fabrico aditivo em comparação com as técnicas convencionais.

Fabrication Methods	Yield Strength ($S_{y0,2}$, MPa)	Tensile Strength (S_u, MPa)	Hardness (H, GPa)	Tensile Strain (%)	Flexural Strength (MPa)	Flexural Modulus (GPa)
3D printing (SLM)	1225.7	1360	5.19	12.33	2200	40
Metallurgical method	1107	1126	4.58	-	-	-
Cast Ti	-	-	-	5.88	-	-

Tabela 5.1.4 Propriedades mecânicas dos implantes de titânio fabricados por

Um estudo efectuado por Kim et al. investigou as caraterísticas da superfície de amostras produzidas utilizando técnicas de Fabrico Aditivo (FA), bem como amostras que tinham sido submetidas a outras modificações da superfície, especificamente FA combinada com jato de areia e FA combinada com polimento. A análise por microscopia eletrónica de varrimento (SEM) confirmou que a amostra produzida por fabrico aditivo apresentava partículas esféricas (pó não sinterizado) na sua superfície. No entanto, a aplicação de tratamentos de superfície como o jato de areia e o polimento eliminou eficazmente estas partículas esféricas não sinterizadas da superfície.[50]

Specimens	Surface roughness (μm)
AM specimen	8.3 ± 0.2
AM + sand-blasted	2.3 ± 0.3
AM + polished	0.6 ± 0.1

Tabela 5.1.5 Valores de rugosidade da superfície do titânio fabricado com aditivos após o tratamento de superfície[42]

Avanços recentes em ligas de titânio para implantes dentários

Os avanços significativos nos biomateriais à base de titânio demonstraram o potencial para criar ligas compostas por composições não alergénicas e não tóxicas, mantendo simultaneamente propriedades mecânicas impressionantes, como um baixo módulo de elasticidade e uma elevada resistência. A incorporação de elementos alternativos não tóxicos como o Zr (zircónio), o Pd (paládio), o Nb (nióbio), o Ta (tântalo), o Mo (molibdénio) e o Fe (ferro) está a ser explorada para substituir o vanádio e o alumínio em futuros desenvolvimentos de ligas. Estas novas ligas apresentam um módulo de flexibilidade mais baixo (entre 55 e 85 GPa), que se aproxima do módulo do osso (17-28 GPa). Este módulo de flexibilidade reduzido é atrativo, pois permite uma distribuição mais precisa do peso na interface osso-implante. Para além disso, estes compósitos são concebidos para atingir uma maior resistência e qualidade do que as combinações tradicionais de ligas alfa + beta.

Uma inovação notável neste contexto é o Roxolid® introduzido pela Straumann na Suíça. Este material foi concebido para aplicações dentárias e tem como objetivo resolver pequenas discrepâncias na colocação de implantes. Caracteriza-se por uma mistura de propriedades que oferecem um equilíbrio entre flexibilidade e resistência, contribuindo para o seu potencial de melhoria dos resultados clínicos.

Ligas binárias para implantes de titânio

Uma gama diversificada de metais foi combinada com titânio, frequentemente como componente secundário, para criar ligas com potencial para utilização em implantes dentários. Entre estes metais encontram-se o nióbio, a prata, o ouro, o manganês e o zircónio. No entanto, é importante notar que certos elementos de liga, como a prata ou o crómio, podem afetar negativamente a biocompatibilidade da liga resultante. Isto deve-se ao seu potencial para libertar iões de prata ou crómio, que podem ter efeitos biológicos adversos.

Por outro lado, vários elementos utilizados na liga, como o nióbio, o tântalo e o zircónio, são considerados biologicamente benignos. Este facto torna as ligas resultantes mais promissoras para aplicações como materiais de implante.

O nióbio tem sido estudado em ligas binárias e ternárias com titânio. As ligas ternárias como Ti-6Al-7Nb têm tido uma utilização mais alargada. As ligas binárias com pequenas quantidades de nióbio (menos de 30% em massa) apresentam geralmente propriedades mecânicas favoráveis. A sua dureza, resistência ao escoamento e resistência à tração ultrapassam frequentemente as do titânio comercialmente puro (cpTi). Para além disso, há provas que sugerem que a sua resistência à corrosão é melhorada em comparação com o cpTi. 1[5]

Lee et al. efectuaram um estudo que investigou o comportamento à corrosão, as propriedades mecânicas e as microestruturas de várias ligas binárias Ti-Nb com um teor de nióbio até 35% em peso. Os resultados indicaram que todas as ligas Ti-Nb apresentaram uma excelente resistência à corrosão.[52]

Kikuchi et al. examinaram as propriedades mecânicas e a capacidade de retificação das ligas Ti-Nb em aplicações de fundição dentária. Descobriram que as ligas de Ti-Nb com um teor de nióbio superior a

10% apresentavam uma dureza, um limite de elasticidade e uma resistência à tração significativamente mais elevados em comparação com o titânio comercialmente puro (cp-Ti). No entanto, a resistência à tração destas ligas era ligeiramente inferior. Curiosamente, a liga Ti-30%Nb, possivelmente devido à presença de precipitação, demonstrou uma capacidade de retificação notavelmente melhorada a baixas velocidades de retificação. Esta liga também apresentou maior dureza, resistência e módulo de Young em comparação com o cp-Ti.[53]

Apesar desta melhoria, verifica-se que os fibroblastos humanos crescem mais lentamente e de forma menos rigorosa nas ligas Ti-Nb do que nas ligas cpTi

Os estudos exploraram ligas binárias de índio e titânio e, à semelhança do zircónio, o índio também foi incorporado em ligas multicomponentes como Ti-In-Nb-Ta, em que a liga resultante apresentou uma bioatividade positiva. No caso das ligas binárias, a adição de índio levou a um aumento da força e da resistência à corrosão que é pelo menos equivalente ao titânio comercialmente puro (cpTi).

Consequentemente, estas ligas demonstraram uma boa biocompatibilidade em culturas de células.

As investigações sobre as composições de ligas binárias juntamente com o titânio sugerem que existem várias combinações potenciais que são menos propensas à corrosão e, por conseguinte, apresentam uma maior biocompatibilidade com as células. Entre estas, a liga Ti-Zr tem mostrado melhorias notáveis e tem atraído uma atenção substancial. A investigação em curso está a explorar a viabilidade da liga Ti-Zr para o fabrico de implantes dentários, indicando o seu potencial para aplicações clínicas.

Ligas multicomponentes para titânio

Muitos esforços têm sido direcionados para melhorar as propriedades do titânio, particularmente o seu módulo de elasticidade, resistência à corrosão e biocompatibilidade. Além disso, surgiram preocupações relativamente aos potenciais efeitos neurológicos das partículas de alumínio e vanádio, incluindo a sua associação a doenças como a doença de Alzheimer e reacções tecidulares adversas a longo prazo. Consequentemente, existe um imperativo significativo para desenvolver novas ligas de titânio, com um foco principal na introdução de elementos não citotóxicos como o nióbio, o tântalo e o zircónio.

Entre estes esforços, as ligas quaternárias que incorporam o compósito Zr-Ti parecem ser as mais promissoras. Este compósito demonstra uma excelente biocompatibilidade e revela um grande potencial para a fixação endóssea, que é crucial para uma integração bem sucedida com o tecido ósseo circundante. A exploração destas ligas sublinha o empenho contínuo no desenvolvimento de materiais de implante que dão prioridade à saúde dos pacientes e à eficácia dos procedimentos de implante.

A combinação de Ti-Zr-Nb-Ta (TZNT) surgiu como outra opção promissora para implantes dentários. Considera-se que as ligas de titânio quaternárias superam as ligas ternárias e binárias disponíveis no mercado em termos de resistência à corrosão. Elementos como o Zr, Ta e Nb demonstraram uma excelente biocompatibilidade e osteocondutividade, e sabe-se que não têm efeitos adversos na saúde humana.

Em estudos, verificou-se que os compósitos Ti-Nb-Zr-Ta apresentam uma proliferação celular semelhante, mas uma maior adesão celular em comparação com os compósitos Ti-6Al-4V. Uma composição específica, Ti-20Nb-10Zr-5Ta (TNZT), apresentou uma maior inércia, dureza e rigidez final (883 MPa), ao mesmo tempo que apresentava um módulo de elasticidade mais baixo (59 GPa) em comparação com o Ti puro. É importante salientar que o TNZT não mostrou qualquer impacto negativo na viabilidade celular, resistência à apoptose, inibição do crescimento ou atividade da fosfatase alcalina quando comparado com o Ti. Estes resultados sugerem que a aplicação de Ti-20Nb-10Zr-5Ta em cenários de implantes dentários é efetivamente viável e tem potencial para melhorar o desempenho dos implantes.

O Ti-6Al-7Nb tem ganho cada vez mais popularidade no fabrico de implantes dentários. Originalmente desenvolvida para aplicações ortopédicas, esta liga α-β oferece propriedades mecânicas superiores às do titânio comercialmente puro (cpTi). Nomeadamente, apresenta resistência à corrosão e, mesmo quando ocorre corrosão, os seus efeitos biológicos são aceitáveis, em grande parte devido à ausência de vanádio.

Biologicamente, o Ti-6Al-7Nb assemelha-se muito ao cpTi. Os fibroblastos gengivais humanos demonstraram uma adesão, disseminação e proliferação semelhantes em ambas as ligas. Observou-se que a implantação a curto prazo de Ti-6Al-7Nb provoca uma breve resposta inflamatória comparável à do cpTi. Subsequentemente, conduz a resultados biológicos muito satisfatórios. Alguns indícios sugerem que o Ti-6Al-7Nb promove uma melhor disseminação de células semelhantes a osteoblastos em comparação com o cpTi, e a sua capacidade de alcançar a osteointegração tem-se mostrado promissora em modelos animais, como os cães.

Avaliações electroquímicas exploraram o comportamento de corrosão do Ti-6Al-7Nb. Em soluções como a solução de Hank, concebida para simular fluidos corporais fisiológicos, o Ti-6Al-7Nb apresenta uma elevada resistência à corrosão e uma excelente estabilidade. A resistência mecânica e a resistência ao desgaste também se revelaram favoráveis quando o Ti-6Al-7Nb é processado como peças fundidas, reforçando ainda mais o seu potencial para utilização em próteses dentárias.

Em resumo, o Ti-6Al-7Nb demonstra propriedades físicas e biológicas notáveis que o posicionam como um material altamente promissor para várias aplicações dentárias.

Implantes dentários de titânio e tântalo

O tântalo, um metal de transição com número atómico 73, é conhecido pela sua notável resistência à corrosão. É extraído do mineral tantalite. O termo "tântalo" deriva de Tântalo, uma figura da mitologia grega que era perpetuamente atormentado por ser colocado perto de água e frutos que estavam sempre fora do seu alcance. Esta noção de tantalização tornou-se evidente para os primeiros químicos quando observaram o comportamento do tântalo quando imerso em ácidos. O elemento foi descoberto pela primeira vez pelo químico sueco Anders Gustav Ekeberg em 1802.

Inicialmente, o tântalo foi encontrado na sua forma de óxido, designado por columbium. Os nomes columbite e tantalite foram utilizados para diferentes derivados do mesmo elemento. O químico inglês William Hyde Wollaston reconheceu a sua origem comum e manteve o nome "tântalo". "

O tântalo é conhecido pela sua extrema inércia e resistência à corrosão induzida por ácidos. Permanece impermeável à maioria dos ácidos, com exceção do ácido fluorídrico e das soluções ácidas que contêm fluoreto e trióxido de enxofre. Esta inércia excecional faz do tântalo um material ideal para a fabricação de implantes ortopédicos. A biocompatibilidade e a natureza inerte do tântalo resultam da formação de óxidos de tântalo na sua superfície, semelhante ao comportamento do titânio e das suas camadas de óxido.

A investigação atual dedica-se à exploração de vários biomateriais com o objetivo de identificar alternativas que apresentem qualidades equivalentes ou superiores às do titânio (Ti). O tântalo (Ta) está a emergir como um biomaterial promissor, particularmente na sua forma porosa, no domínio da ortopedia. Consequentemente, estão em curso investigações extensas e ensaios clínicos para avaliar o potencial do tântalo poroso para utilização como implantes dentários.

O tântalo poroso possui caraterísticas estruturais únicas que o diferenciam do tântalo sólido. As suas propriedades específicas tornam-no um candidato convincente para aplicações em implantes dentários. Os investigadores estão a estudar diligentemente o comportamento do tântalo poroso em ambientes biológicos, avaliando a sua biocompatibilidade, potencial de osseointegração e desempenho global. Estes estudos são orientados pelo objetivo de oferecer aos pacientes implantes dentários que possam igualar ou exceder os atributos associados aos implantes de titânio tradicionais.

À medida que a investigação progride, a viabilidade do tântalo poroso como material de implante dentário tornar-se-á mais clara. A exploração em curso do tântalo e de outros biomateriais sublinha a procura contínua de avanços na tecnologia de implantes para melhorar os resultados dos doentes e as opções de tratamento.[54,55,56,57]

Química do tântalo

O tântalo (Ta) é um metal de transição brilhante reconhecido pela sua excecional resistência à corrosão. Quando sujeito a ácidos, o comportamento intrigante do tântalo torna-se evidente, o que lhe valeu o cognome de "propriedade tantalizante". Esta caraterística única levou a um maior interesse na utilização do tântalo como um novo material de implante biomédico.

Num estudo realizado por Starikov et al., foi revelado que a presença de uma camada de pentóxido de tântalo com uma espessura de aproximadamente 0,13-0,25 µm é crucial para inibir o processo de corrosão. A investigação indicou ainda que o tântalo apresenta uma reatividade notável apenas na presença de ácido fluorídrico e de ácidos contendo fluoreto e trióxido de enxofre. Em quase todos os outros ambientes ácidos, o tântalo permanece altamente não reativo ou inerte. Esta inércia inerente torna o tântalo um material excecionalmente adequado para aplicações de implantes.

A impressionante resistência à corrosão e a natureza inerte do tântalo contribuem para o seu atrativo como potencial biomaterial para várias aplicações médicas, incluindo implantes. As investigações em curso têm como objetivo explorar os potenciais benefícios do tântalo em termos de biocompatibilidade, osteointegração e desempenho dos implantes a longo prazo.[58,59]

Resistência à corrosão

Diz-se que o tântalo (Ta) tem uma excelente resistência à corrosão, semelhante à do titânio (Ti). Existem vários factores que explicam a resistência à corrosão do Ta. Os factores incluem:

1. Película de óxido de passivação de superfície
2. Comportamento de corrosão eletroquímica
3. Reação do tecido hospedeiro.

Película de óxido de passivação de superfície

A formação de uma película de óxido na superfície de um metal funciona como uma camada passivante, impedindo eficazmente a libertação de iões metálicos do substrato metálico. Esta camada protetora desempenha um papel crucial na prevenção de reacções adversas com as células hospedeiras. A composição da película de passivação inclui vários componentes: na presença de ar, é constituída por Ta2O5 com uma espessura de aproximadamente 3,0 μm; no fluido corporal simulado (SBF), inclui óxido e hidróxido de Ta; e no SBF revisto (R-SBF), é constituída principalmente por Ta2O5.

O tântalo (Ta) existe em dois estados de oxidação: +5 como pentóxido de Ta (Ta2O5) e +4 como TaO2. A estabilidade do estado de valência +5 está intimamente relacionada com a sua estrutura cristalina e forma octaédrica. A estrutura metaestável do Ta2O5 é mantida por impurezas e defeitos na rede cristalina. Num estudo realizado por Mei et al., foi demonstrado que a incorporação de Ta2O5 em vários materiais resulta na formação de um revestimento protetor sobre o material, melhorando as suas propriedades físicas e biológicas. Por exemplo, quando o Ta2O5 é introduzido na poliéter éter cetona, propriedades como a rugosidade da superfície, a energia da superfície, a hidrofilicidade e a absorção de proteínas são melhoradas.[59]

Nomeadamente, a presença de uma película de óxido passivante forte e estável contribui significativamente para a propriedade de resistência à corrosão do tântalo. Esta caraterística é particularmente vantajosa no contexto da construção de designs metálicos trabeculares Ta porosos, que oferecem versatilidade na alteração da estrutura interna do andaime. Como resultado, o tântalo apresenta um potencial considerável como biomaterial, impulsionado pela sua capacidade de formar e manter uma camada protetora de óxido que aumenta a sua durabilidade e biocompatibilidade.

Comportamento de corrosão eletroquímica

O tântalo puro (Ta) apresenta um comportamento de corrosão eletroquímica superior ao de outros metais como o nióbio e a liga nióbio-tântalo-zircónia. Este desempenho melhorado pode ser atribuído à maior resistência à polarização e à película de óxido passivante mais forte formada na superfície do Ta puro.

Num estudo de comportamento de corrosão efectuado por Kim e Johnson em 1999, observou-se que, embora o potencial de corrosão por pite em Ta puro possa atingir valores mais elevados, não se verificou a ocorrência de corrosão local. Esta constatação indica que a elevada resistência do Ta puro impede efetivamente o início da corrosão por pite.[60] Como resultado, o Ta puro demonstra um comportamento de corrosão eletroquímica robusto, o que se traduz numa maior resistência à corrosão.

A presença de uma forte película de óxido passivante na superfície do Ta puro contribui para a sua resistência aos processos corrosivos. Esta camada de óxido actua como uma barreira, impedindo a interação direta do metal com agentes corrosivos e preservando assim a integridade do material.

Reação do tecido hospedeiro

Quando a quantidade de iões metálicos libertados por um material implantado excede o limite tolerado pelo tecido hospedeiro circundante, podem ocorrer reacções adversas. Este fenómeno pode desencadear uma série de respostas biológicas que podem levar a várias complicações e resultados desfavoráveis. As reacções e consequências específicas dependem do tipo de iões metálicos, das suas concentrações, da duração da exposição e da sensibilidade do sistema imunitário do indivíduo.

Algumas reacções e consequências potenciais que podem ocorrer devido à libertação de iões metálicos em excesso incluem:

Reacções pró-inflamatórias desencadeadas

1. Vias de sinalização intracelular activadas
2. Libertação de citocinas
3. Espécies reactivas de oxigénio (ROS)
4. Stress oxidativo.

O estudo realizado por Kang et al. em 2017 investigou os efeitos das nanopartículas de Ta (Ta-NPs) nos osteoblastos de ratinho e a sua interação com o tecido hospedeiro circundante. A investigação centrou-se em implantes de Ta porosos que tinham depositado Ta-NPs nas suas superfícies. O estudo concluiu que, quando estes implantes foram sujeitos a carga ou stress mecânico, houve uma libertação espontânea de Ta-NPs da superfície do Ta poroso.

Observou-se que as Ta-NPs libertadas se aproximaram dos osteoblastos localizados na proximidade do implante. Os investigadores observaram que esta interação conduziu a resultados positivos em termos do comportamento dos osteoblastos e da resposta dos tecidos. Especificamente, o estudo revelou os seguintes efeitos:

1. Proliferação de Osteoblastos: A presença de Ta-NPs pareceu aumentar a proliferação de osteoblastos; as células responsáveis pela formação óssea. Isto sugere que as Ta-NPs influenciaram positivamente a resposta celular e contribuíram para um ambiente propício ao crescimento celular.
2. Promoção da autofagia: O estudo também descobriu que as Ta-NPs promoviam a autofagia, um processo celular que envolve a degradação e a reciclagem de componentes celulares. A

autofagia desempenha um papel crítico na manutenção da saúde e da função celular.

3. Proliferação celular melhorada dentro de um limiar: Curiosamente, o estudo identificou uma faixa ideal de concentração de Ta-NPs que levou ao aumento da proliferação celular. Essa faixa foi definida como o "limiar de autofagia" de Ta-NPs, que caiu entre concentrações de 10 a 20 μg/ml.

A implicação geral dos resultados do estudo é que a incorporação de Ta-NPs na superfície de implantes porosos de Ta pode ter um impacto positivo no comportamento dos osteoblastos e nas respostas celulares.[15] Isto sugere que a utilização de biomateriais à base de Ta, particularmente aqueles com Ta-NPs, pode potencialmente levar à redução de reacções adversas nos tecidos e a uma melhor biocompatibilidade quando utilizados como materiais de implantes dentários.

Biocompatibilidade do tântalo

As experiências realizadas para validar a biocompatibilidade do tântalo (Ta) como potencial biomaterial para implantes dentários envolvem uma série de abordagens para avaliar a sua interação com sistemas biológicos. Estas experiências incluem:

1. **Experiência citológica:** As experiências citológicas envolvem a exposição de vários tipos de células, tais como células

estaminais mesenquimais da medula óssea, osteoblastos, fibroblastos e células do tecido sanguíneo, ao substrato metálico Ta. A biocompatibilidade é avaliada através da análise de factores como a difusão, o crescimento e a proliferação de células na superfície metálica. Apesar da sua natureza bio-inerte, o Ta apresenta uma excelente compatibilidade celular. Um estudo realizado por Hofstetter et al. em 2013 concluiu que as superfícies revestidas com Ta facilitam a proliferação celular e a osseointegração de forma mais eficiente em comparação com as superfícies de titânio e zircónio.[61]

2. **Experiência de biologia molecular:** As experiências de biologia molecular centram-se nas interações moleculares entre as células e o substrato de Ta. Os revestimentos de Ta sobre titânio demonstraram uma melhor adesão celular, proliferação e diferenciação osteogénica. Num estudo sobre os efeitos do Ta e do Ti na diferenciação osteogénica mediada pela integrina em células estaminais da medula óssea, verificou-se que o Ta tinha um potencial superior para ativar a cascata de sinalização da integrina, que desempenha um papel significativo na regulação da diferenciação osteoblástica. Isto sugere que o Ta apresenta um melhor desempenho osteoindutivo em comparação com o Ti.[62]

3. **Experiência de adsorção de proteínas:** As experiências de

adsorção de proteínas avaliam a forma como as proteínas interagem com a superfície do metal. Verificou-se que as superfícies nanoestruturadas de Ta promovem uma maior adsorção de proteínas devido a uma maior interação da superfície celular. A adsorção de proteínas na superfície do implante pode influenciar a sua biocompatibilidade e afetar o comportamento das células, incluindo a adesão dos osteoblastos.

4. **Experiência hematológica:** As experiências hematológicas avaliam a compatibilidade do biomaterial com o sangue. Os testes de hemólise, as medições do tempo de coagulação e os ensaios de adesão e ativação de plaquetas são métodos comuns utilizados para avaliar a hemocompatibilidade. Estudos efectuados por Chen et al. em 2002 indicaram que as superfícies revestidas com Ta aumentam a hemocompatibilidade de outros metais. Além disso, o Ta combinado com o Ti forma o Ti (Ta +5) O2, que apresenta propriedades antitrombogénicas e uma forte biocompatibilidade.[62]

De um modo geral, estas experiências fornecem coletivamente informações sobre a biocompatibilidade e a interação do tântalo com vários componentes biológicos, tais como células, proteínas e sangue. Os resultados sugerem que o tântalo tem potencial para servir como biomaterial de implante dentário com caraterísticas de biocompatibilidade favoráveis. No entanto, são necessários mais estudos clínicos e de investigação para validar plenamente a sua segurança e eficácia em aplicações dentárias.

Osteointegração do tântalo

O tântalo está associado a muitas vias osteogénicas clássicas, incluindo as do fator de crescimento transformador, a sinalização da catenina e a sinalização da proteína morfogenética óssea. Assim, pode afirmar-se que o tântalo pode modular a osteogénese através da regulação das vias osteogénicas.

O tântalo tem um elevado módulo de elasticidade; por conseguinte, ligas como a liga porosa Ta-Nb, que foi referida como tendo uma excelente atividade osteogénica com um módulo de elasticidade mais baixo, favorecem a sua utilização como implantes
Com uma boa osseointegração, o implante não se solta nem falha. Os implantes fabricados por impressão 3D podem ter um design favorável e um módulo de elasticidade baixo, compatível com o do osso, o que pode contribuir para o sucesso do tratamento. No entanto, para a impressão 3D de implantes, não só o design deve ser priorizado, mas também o material a ser utilizado. Implantes feitos com Mg promovem a propagação osteogénica e melhoram a osseointegração. Devido ao seu valor terapêutico, é benéfico introduzir iões de Mg na superfície dos implantes porosos de tântalo impressos em 3D, melhorando assim significativamente as suas

caraterísticas osteogénicas e angiogénicas.

PRODUÇÃO DE METAL TRABECULAR DE TÂNTALO POROSO (PTTM)

O desenvolvimento do metal de tântalo poroso permitiu a criação de implantes ortopédicos, craniofaciais e dentários mais fortes e biocompatíveis

As ligas de titânio, o crómio-cobalto e o aço inoxidável têm sido os materiais convencionais utilizados nos implantes ortopédicos. Com alterações e melhorias, incluindo revestimentos de superfície e desenhos porosos, estes materiais têm demonstrado uma elevada eficácia clínica. No entanto, continuam a ter várias limitações, incluindo a baixa porosidade volumétrica, o módulo de elasticidade relativamente elevado e as caraterísticas de baixa fricção

A estrutura do tântalo metálico poroso permite uma elevada porosidade volumétrica, um baixo módulo de elasticidade e caraterísticas de fricção relativamente elevadas

O PTTM, conhecido comercialmente como Trabecular Metal Material (Zimmer, Trabecular Metal Technology, Inc., Parsippany, NJ), é um biomaterial poroso de células abertas com uma estrutura semelhante à do osso trabecular, com repetições tridimensionais de dodecaedro. A estrutura do metal de tântalo poroso permite uma elevada porosidade volumétrica, um baixo módulo de elasticidade e caraterísticas de fricção relativamente elevadas. As repetições do dodecaedro de células abertas são fabricadas por um suporte de carbono vítreo semelhante a uma espuma, que forma um suporte geral inicial e acaba por se tornar o esqueleto interno do dispositivo de implante PTTM.[63]

O PTTM é, por isso, superior a outras tecnologias de implantes metálicos, como o titânio, porque tem um elevado grau de porosidade. O esqueleto de carbono vítreo que constitui a estrutura trabecular do implante pode ser alterado. Isto significa que pode ser criada uma variedade de designs de PTTM, o que é utilizado especialmente na criação de implantes ortopédicos.

A revisão da literatura sobre o PTTM como material de implante ortopédico sugere que este material tem grande biocompatibilidade, osteocondutividade, crescimento ósseo e vascularização em

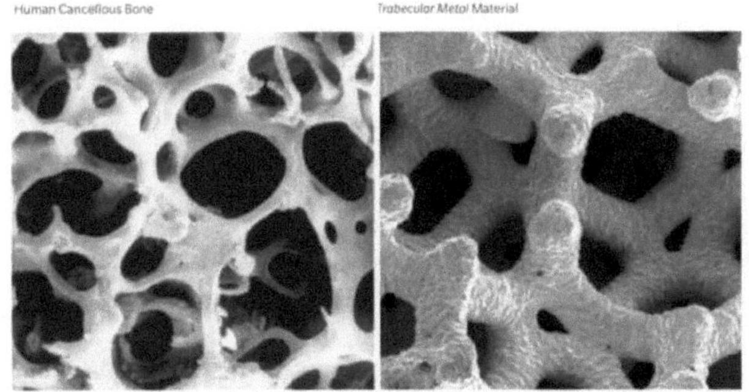

tanto em experiências in vitro/in vivo como em estudos em humanos. O PTTM permite um aumento da superfície do implante não só para o crescimento do osso, mas também para o crescimento do osso. A estrutura do PTTM permite a neovascularização e a formação de novo osso diretamente no implante. Este conceito é conhecido como "osseoincorporação".

IMPLANTES DENTÁRIOS DE TITÂNIO ENRIQUECIDOS COM PTTM

Embora a tecnologia PTTM tenha tido grande sucesso no domínio ortopédico durante quase duas décadas, a tecnologia não foi aplicada aos implantes dentários até recentemente (Figura 1b). Os desenhos dos modernos implantes endósseos com forma de raiz remontam mesmo antes da descoberta da osseointegração por P. I. Branemark no início da década de 1970 a 1980.

A tecnologia PTTM foi introduzida para criar uma estrutura tridimensional de crescimento ósseo em redor dos implantes dentários. (figura-6.4.1) O material PTTM foi adicionado à secção intermédia do implante dentário endósseo auto-roscante de titânio com múltiplas roscas (Tapered Screw-Vent® Implant. Zimmer Dental Inc.). As secções apical e cervical deste implante dentário de titânio enriquecido com PTTM mantêm o desenho tipo parafuso com uma superfície rugosa criada por jato de areia com hidroxiapatite ou partículas de HA (superfície MTX, Zimmer Dental Inc). A liga de titânio (Ti-6Al-4V grau 5) e os componentes PTTM do implante são fabricados separadamente.

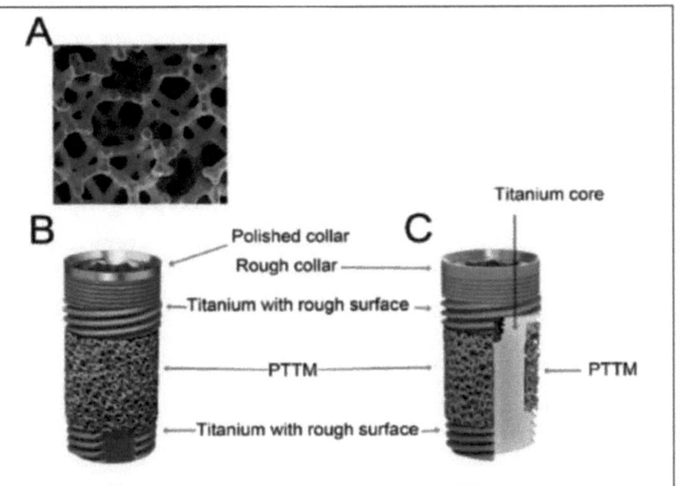

Porous Tantalum Trabecular Metal (PTTM) Enhanced Titanium Dental Implants
A) PTTM structure. B) The overall structure of a PTTM-enhanced titanium dental implant with cervical smooth titanium metal tissue collar, and C) the structure of a PTTM-enhanced titanium dental implant with total rough titanium surface demonstrating the cross-sectional of the middle-third of the implant that has outer layer of PTTM and titanium core

A porção cervical e o núcleo médio das ligas de titânio são fresados numa só peça. Da mesma forma, a porção apical é fresada separadamente. A manga PTTM, com um cilindro de ~ 2 mm, é composta por 2% de núcleo de carbono vítreo e 98% de revestimento de tântalo. A manga PTTM é então colocada no núcleo médio de liga de titânio e o núcleo é depois soldado a laser à porção apical.

VANTAGENS DOS IMPLANTES DENTÁRIOS DE TITÂNIO ENRIQUECIDOS COM PTTM

- A porção PTTM do implante tem uma estrutura repetida em dodecaedro de células abertas que permite a rápida formação de botões endoteliais e o seu crescimento através da estrutura expandida em resposta ao gradiente de factores de crescimento angiogénico e anabólico produzido no interior do suporte pela superfície metálica que interage com o coágulo sanguíneo inicial

- A camada de tântalo do PTTM, quando oxidada, é altamente não reactiva e, por isso, biocompatível com o corpo.
- O tântalo não apresenta toxicidade para as células circundantes, nem inibe o crescimento celular local, ou seja, o crescimento ósseo do osso circundante
- A estrutura de células abertas do PTTM é superior a outros métodos de tratamento de superfície que tentam produzir porosidade do implante, mas não conseguem uma porosidade completa. O tamanho dos poros também pode ser alterado com PTTM para corresponder ao osso circundante.
- Os implantes dentários de titânio enriquecidos com PTTM podem também melhorar a osseointegração simplesmente aumentando a área da interface osso-implante de forma tridimensional, promovendo a angiogénese e imitando a estrutura óssea natural
- O PTTM apresenta um módulo de elasticidade semelhante ao do osso e é mecanicamente superior a outras ligas utilizadas em implantes dentários
- O PTTM permite a deformação elástica e a distribuição da carga. Isto significa que é capaz de evitar a colocação de tensão local na superfície da cartilagem articular da articulação artificial ortopédica. Além disso, a reabsorção óssea é menos provável, uma vez que a tensão é distribuída por toda a estrutura para o

osso circundante.

- As vantagens da elevada biocompatibilidade, da estrutura porosa semelhante à do osso natural e das excelentes propriedades mecânicas dos implantes dentários de titânio enriquecidos com PTTM podem conferir-lhes uma vantagem em relação a outros implantes dentários, em particular para os pacientes que beneficiam de uma maior osseointegração ou incorporação óssea 4[6]

APLICAÇÕES CLÍNICAS DE IMPLANTES DENTÁRIOS DE TITÂNIO ENRIQUECIDOS COM PTTM

Devido à elevada taxa de sucesso, os implantes de titânio são normalmente utilizados, mas em casos como a diabetes, a osteoporose, o osso irradiado e o consumo excessivo de tabaco, podem beneficiar com o implante de PTTM. Quando a estrutura óssea remanescente é insuficiente e requer um aumento ósseo simultâneo ou no osso recém-enxertado, o PTTM em casos ortopédicos demonstrou uma cicatrização adequada dos tecidos enxertados

Na cavidade oral, a PTTM pode ajudar em casos que necessitem de colocação simultânea de implantes e aumento ósseo horizontal/vertical ou casos com colocação simultânea de implantes com aumento do seio maxilar ou casos com seios maxilares ou alvéolos recentemente enxertados

Em indivíduos com osso de tipo 3 ou 4 ou com cicatrização deficiente de feridas devido a complicações sistémicas, a área de superfície melhorada e alargada proporcionada pelo colar PTTM pode resultar numa osseointegração mais rápida e mais robusta nos casos normais de implantes dentários que requerem provisionalização e carga imediatas ou inserção mais rápida de próteses permanentes, devido à procura do paciente, pode ser necessário um tempo de cicatrização mais rápido

Os implantes dentários de titânio enriquecidos com PTTM podem oferecer aos pacientes e aos médicos outra opção de tratamento para a colocação e carga imediata do implante.

No estudo *in vivo* efectuado por El Chaar e Castaño em 2017, utilizando uma técnica sem retalho, concluiu-se que a colocação imediata de implantes PTTM atingiu taxas de sucesso >95% em comparação com os protocolos convencionais de carga diferida.[65] (figura 6.4.2)

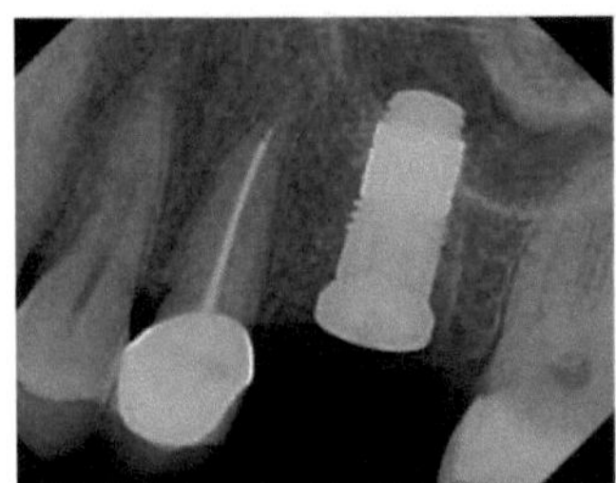

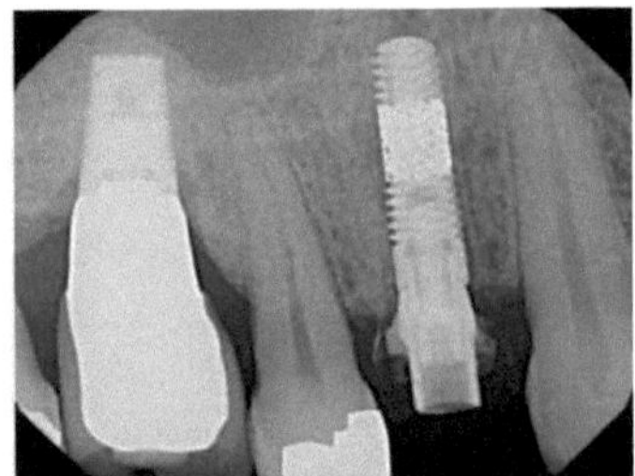

Radiografias mostrando PTTM na zona anterior e posterior

Uma análise retrospetiva realizada por Edelmann *et al.* em 2018 concluiu que os implantes PTTM têm menos perda óssea peri-implantar em comparação com os implantes de Ti convencionais.[66]

Em 2017, uma experiência realizada por Lee et al. comparou os implantes PTTM e os implantes de Ti convencionais em termos de microarquitectura e formação óssea no local do implante e concluiu que os implantes PTTM demonstraram uma estabilidade secundária mais rápida e mais forte do que os implantes de Ti. Com base nestes factos, podemos concluir que é recomendada a carga imediata e precoce de implantes dentários de titânio enriquecidos com PTTM.[67]

POTENCIAIS PROBLEMAS COM IMPLANTES DENTÁRIOS DE TITÂNIO ENRIQUECIDOS COM PTTM

Estes implantes têm sido amplamente utilizados em ortopedia, mas, ao contrário de outros locais cirúrgicos, a cavidade oral é altamente não esterilizada, podendo albergar mais de 500 espécies bacterianas diferentes. Vários microrganismos vivem na cavidade oral. As interações entre o tecido do hospedeiro, a saliva e os microrganismos podem dificultar a previsão da reação dos implantes PTTM a este ambiente complexo

Os implantes de titânio podem ser susceptíveis de infeção devido a:

(1) biofilme de superfície (2) capacidade imunitária comprometida na interface implante-tecido.

Embora o tântalo em si seja semelhante ao titânio na medida em que é altamente biocompatível e resistente à corrosão, as interações com o fluido oral, os micróbios orais e o biofilme da porção de PTTM não são conhecidas. A preocupação pode estender-se ao caso da peri-implantite e à forma como a podemos tratar no caso de um implante dentário de titânio enriquecido com PTTM.[67]

Cerâmica

A investigação no domínio dos implantes dentários tem sido direcionada para a descoberta de materiais de implantes que se assemelhem à cor dos dentes. Estes materiais têm como objetivo melhorar o aspeto visual dos implantes dentários, sendo ao mesmo tempo compatíveis com o corpo e capazes de suportar as forças dentro da boca. Os implantes cerâmicos têm a capacidade de suportar níveis relativamente baixos de tensão de tração ou de cisalhamento gerados pelas forças de mastigação, mas podem suportar uma tensão de compressão substancial. Os materiais cerâmicos podem ser aplicados em superfícies metálicas através de métodos como a pulverização ou o revestimento por plasma, o que conduz a uma maior estabilidade, propriedades de atração de água e isolamento contra o calor e a eletricidade. Isto resulta numa forte ligação ao tecido ósseo[32] . Vários tipos de cerâmica utilizados para implantes dentários incluem o óxido de alumínio, a zircónia, a hidroxiapatite, o fosfato de cálcio e o vidro biológico, entre outros.

Óxido de alumínio (Al2O3): Devido às suas caraterísticas bio-inertes, é considerado um biomaterial altamente favorável para implantes dentários à base de cerâmica. Embora os implantes dentários feitos de óxido de alumínio (Al2O3) tenham mostrado resultados promissores de osseointegração, acabaram por ser retirados do mercado devido a uma taxa de sobrevivência relativamente baixa. A sua excecional resistência à corrosão, compatibilidade com o corpo, elevada resistência ao desgaste e força notável posicionaram-no como candidato a biomaterial de implante.

Cerâmica de fosfato de cálcio: Este material não desencadeia uma resposta imunitária e é compatível com os tecidos do organismo. Entre os fosfatos de cálcio, a hidroxiapatite e o fosfato tricálcico são os mais comuns. Estes compostos são valorizados pela sua capacidade de se ligarem diretamente aos implantes e ao osso, tornando-os escolhas comuns para materiais de enxerto que incentivam o crescimento de novo osso. Para além do seu papel como substitutos ósseos, são também frequentemente utilizados como revestimentos de implantes para acelerar a cicatrização do osso à volta dos implantes. No entanto, alguns estudos sugeriram que não existe uma distinção significativa entre implantes com revestimentos e implantes sem revestimentos, mesmo após vários meses de integração. Este facto sugere que a integração precoce pode ser mais diferente do que se pensava inicialmente[68]

Zircónio

Introdução

A zircónia tem sido utilizada como biomaterial desde a década de 1970. A zircónia está a emergir como uma alternativa promissora ao titânio devido às suas propriedades ópticas, biológicas e mecânicas superiores. A zircónia é a forma de óxido (dióxido de zircónio) do zircónio, que é um metal de transição brilhante, branco-acinzentado e forte. Jons Jakob Berzelius, em 1824, foi o primeiro a isolar o zircónio numa forma impura. Inicialmente, o zircónio foi utilizado em vários procedimentos cirúrgicos ortopédicos para o fabrico de cabeças esféricas para próteses totais da anca, ancas artificiais, próteses de dedos e implantes acústicos. Cranin e os seus colaboradores publicaram o primeiro trabalho de investigação sobre a zircónia em 1975. Os implantes cerâmicos foram introduzidos com o objetivo de conseguir a osteointegração, reduzir a acumulação de placa para melhorar a gestão dos tecidos moles e proporcionar uma opção estética como alternativa aos implantes de titânio.

Em 1968, Sandhaus desenvolveu o primeiro implante cerâmico, conhecido como implante Sigma (Sanhause, Incermed, Lausanne, Suíça).

Atualmente, existe um aumento da procura de zircónia devido às elevadas exigências estéticas dos pacientes. A zircónia pode assim ser utilizada como alternativa ao titânio convencional.[69,70,71]

Caraterísticas e propriedades dos materiais

Zircónia estabilizada com ítrio

A zircónia apresenta propriedades físicas e mecânicas únicas. Sob pressão normal, a zircónia pura

A zircónia pode existir em três estruturas cristalinas diferentes, dependendo da mudança de temperatura. Quando a temperatura é inferior a 1167 °C, o zircónio apresenta uma estrutura monoclínica.

Entre as temperaturas de 1167 °C e 2367 °C, o zircónio apresenta uma estrutura tetragonal, e a temperaturas superiores a 2367 °C, o zircónio apresenta uma estrutura cúbica.

A transformação da zircónia da fase tetragonal para a fase monoclínica é conhecida por ser uma transformação martensítica durante esta transformação resulta num aumento volumétrico de 4%, que produz fissuras em amostras de zircónia a granel e uma redução das suas propriedades mecânicas como a resistência e a tenacidade. Assim, a zircónia é normalmente modificada com céria (CeO2), ítria (Y2O3), alumina (Al2O3), magnésia (MgO) e cálcio (CaO). Isto assegura que as tensões de transformação da fase tetragonal em monoclínica são evitadas, que as microfissuras são prevenidas e que as propriedades mecânicas positivas da fase tetragonal são preservadas.

A ATZ (zircónia endurecida com alumina) e a YTZ (zircónia estabilizada com ítria) são dois tipos de materiais de zircónia que são normalmente utilizados em implantologia dentária.

A ATZ (zircónia endurecida com alumina) e a YTZ (zircónia estabilizada com ítria) são dois tipos de materiais de zircónia que são normalmente utilizados em implantologia dentária.

Os implantes de zircónia ATZ são fabricados através da mistura de zircónia com alumina, o que resulta num material mais durável e resistente. Este tipo de implante é normalmente utilizado em áreas da boca com forças de mordida mais elevadas, como os molares. Os implantes de zircónia ATZ têm uma elevada resistência à flexão e são menos propensos a fracturas do que outros tipos de implantes de zircónia.

Os implantes de zircónia YTZ são fabricados através da adição de ítria ao material de zircónia. Isto estabiliza o zircónio e melhora as suas propriedades mecânicas. Os implantes de zircónia YTZ têm um elevado nível de translucidez e são ideais para utilização em áreas da boca onde a estética é uma preocupação, como nos dentes da frente. São também biocompatíveis e demonstraram promover a osteointegração

A incorporação de 3 a 5 mol% de Y2O3 leva à criação de um material cerâmico central estabilizado conhecido como zircónio estabilizado com ítria ou policristais de zircónio tetragonal estabilizado com ítria (Y-TZP).

Ao gerir cuidadosamente a composição, o tamanho das partículas e o ciclo temperatura-tempo, a zircónia pode ser compactada através da sinterização a temperaturas elevadas e a sua estrutura tetragonal pode ser preservada sob a forma de grãos distintos ou precipitados à medida que arrefece até à temperatura ambiente. No entanto, a fase tetragonal não é estável à temperatura ambiente e tende a transformar-se na fase monoclínica, resultando numa expansão do volume. Quando há tensão suficiente na estrutura tetragonal e uma fenda se inicia e se espalha, a fase metaestável

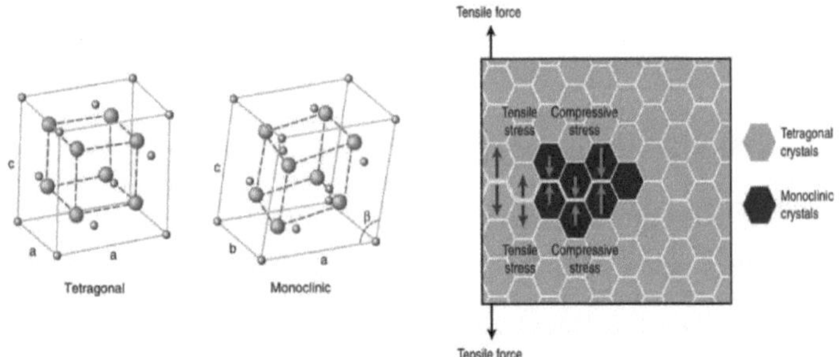

FIGURA 6.3.1 Transformação de fase do zircónio

Os cristais tetragonais (grãos) ou precipitados perto da ponta da fenda podem mudar para a forma monoclínica mais estável. Esta transformação leva a uma expansão de volume de cerca de 4% nos cristais ou precipitados de ZrO2, induzindo um estado de tensão compressiva em torno da fenda (como representado no diagrama), o que trava o avanço da fenda. A continuação da propagação da fenda exigiria uma tensão de tração adicional. Este mecanismo de reforço e endurecimento levou a que o termo "aço cerâmico" fosse aplicado às cerâmicas de zircónia estabilizada com ítria devido à sua semelhança com as propriedades de reforço do aço.[68]

Propriedades mecânicas

A resistência à fratura dos materiais dos implantes é geralmente afetada pelo desenho do implante (implantes de 1 peça Vs implantes de 2 peças) e pelo tipo de material (ATZ > Y-TZP) utilizado[72]

Conceção do implante

Riemer e colegas demonstraram que ambas as categorias de implantes resistiram a um teste que envolveu 10.000.000 ciclos de carga com uma força de 95 N num ambiente aquecido e aquoso. Os investigadores concluíram que ambos os sistemas de implantes de zircónio são adequados para aplicação clínica, uma vez que não há necessidade de se preocupar com a falha do implante causada por fratura.[73]

Spies et al. avaliaram um implante de zircónia de duas peças disponível no mercado relativamente à sua estabilidade a longo prazo num simulador de mastigação. O momento de flexão até à fratura de 614 Ncm foi semelhante ao de um implante de titânio (673 Ncm), mas significativamente inferior ao de um implante de liga de titânio de desenho semelhante.[74]

Os implantes de zircónia de uma peça foram significativamente mais resistentes à fratura (média de 431 Ncm) do que os implantes de duas peças [média de 291 Ncm]. A resistência à fratura (512,9 N) da zircónia sem carga foi superior à resistência à fratura (401,7 N) da zircónia com carga.[74,75] A ATZ (zircónia endurecida com alumina) e a YTZ (zircónia estabilizada com ítria) são dois tipos de materiais de zircónia que são normalmente utilizados em implantologia dentária.

Além disso, é referido que a ATZ apresenta uma maior resistência à fratura do que a YTZ

Osseointegração de implantes dentários de zircónio

O sucesso dos implantes endósseos está diretamente relacionado com o princípio da osseointegração, um processo de interação implante-osso que conduz finalmente à ancoragem osso-implante. A topografia da superfície de um biomaterial tem um grande impacto na osseointegração. Ao longo dos anos, foram realizados numerosos estudos que avaliaram a osteointegração em Zircónia. Os implantes de zircónia osseointegram-se de forma semelhante aos implantes de titânio em estudos com animais (Manzano et al., 2014). Além disso, um estudo realizado por Stadlinger et al. (2010) relatou percentagens de contacto osso-implante (BIC) de 53% para implantes de Ti e implantes submersos de ZrO2. Além disso, Depprich et al. (2008) verificaram que o BIC aumentou de 35,3% para 71,0% para ZrO2 entre a semana 1 e a semana 12, em comparação com 47,7% na semana 1 e 82,9% na semana 12 para implantes de Ti. Este resultado sugere que os implantes de ZrO2 jato de areia são capazes de se osseointegrar de forma semelhante aos implantes de Ti jato de areia in-vivo.[18] Em contraste, outro estudo que comparou implantes de zircónia gravados com ácido e jato de areia com a mesma geometria que outros implantes de titânio com vários tratamentos de superfície implantados no osso ilíaco de ovelhas demonstrou a superioridade dos implantes de Ti em relação aos de ZrO2, avaliada pelo teste de torque de remoção após 8 semanas de cicatrização (Ferguson et al., 2008).[75]

Moller et al. (2012) investigaram a diferença entre implantes de titânio e zircónia em termos de biocompatibilidade e osseointegração in-vivo e in-vitro. Os resultados da biocompatibilidade utilizando células de osteoblastos humanos não revelaram qualquer diferença significativa entre os implantes. Relativamente à osseointegração, ambos os implantes formaram um contacto firme com o osso, com o implante de titânio a revelar resultados ligeiramente melhores em comparação com os implantes de zircónia. No entanto, a análise estatística não concluiu qualquer diferença significativa. A análise microscópica revela que os implantes de zircónia apresentaram um BIC de 68,4 % quando implantados em coelhos, e não parecem introduzir qualquer efeito adverso na capacidade das células osteoblásticas para formar novo osso, nem foi observada qualquer resposta inflamatória (Scarano et al., 2003).[75]

Langhoff et al. (2008) não relataram qualquer diferença estatística nos valores BIC entre implantes de ZrO2 jateados com areia e outros implantes de titânio, que foram anodizados com plasma ou revestidos com Ca, bifosfonato ou colagénio tipo 1. Os implantes de ZrO2 tratados com superfície também mostraram uma osseointegração melhorada em comparação com os implantes de ZrO2 não tratados (Gredes et al., 2014; Saulacic et al., 2014; AlFarraj et al., 2018). No entanto, não existem estudos suficientes sobre a sobrevivência a longo prazo e o sucesso dos implantes de zircónia (Hashim et al., 2016; Cionca et al., 2017).[75]

Biocompatibilidade dos implantes dentários de zircónio

Foram realizados vários testes in vitro em osteoblastos, fibroblastos, linfócitos, monócitos e macrófagos para testar a biocompatibilidade da zircónia. Foi observado que a zircónia não tinha qualquer efeito citotóxico nos osteoblastos e tornava as células capazes de elaborar a matriz extracelular através da síntese de várias proteínas essenciais e estruturais. A zircónia não induz um efeito pseudo-teratogénico, o que a torna biocompatível. A zircónia modificada por laser mostrou uma melhor adesão aos osteoblastos devido às melhores caraterísticas de molhabilidade. A zircónia não provoca qualquer via de inflamação, tal como relatado por Liagre et al.

Os produtos de desgaste da zircónia podem ser citotóxicos em comparação com o titânio e outras cerâmicas, quando testados com fibroblastos. Mas também foi referido que são necessários mais estudos para fundamentar as provas. Tanto o pó como as partículas de zircónia testados in vitro em diferentes linhas celulares (humanas e murinas) de linfócitos, monócitos ou macrófagos não induziram elevada citotoxicidade ou inflamação.[76,77]

Também se realizaram testes de biocompatibilidade in vivo para a zircónia, e verificou-se que quando foi implantada no tecido mole, ficou encapsulada por uma fina camada de tecido fibroso semelhante à observada no caso da alumina. Além disso, não houve citotoxicidade no tecido mole em relação aos produtos de desgaste da zircónia. A zircónia também foi considerada biocompatível com os tecidos duros quando testada in vivo, de acordo com os resultados de um estudo que inseriu pastilhas de zircónia estabilizada com 6% de Y2O3 no fémur de macacos. Quando comparado

com alumina, a zircónia não mostrou qualquer diferença na reação óssea. No estudo de Kohal et al., verificou-se que a proliferação de células à volta da zircónia era comparável à do titânio, mas a modificação da superfície da zircónia não mostrou melhorias na osseointegração. A biocompatibilidade da zircónia também foi considerada boa num outro estudo realizado por Gredes et al.[76,77]

Resposta dos tecidos moles aos implantes de zircónio

Os estudos realizados sobre a resposta dos tecidos moles dos implantes de zircónia relataram resultados comparáveis tanto para a zircónia como para o titânio. Tete et al. descobriram que a orientação das fibras de colagénio à volta dos implantes de zircónia era paralela à superfície do implante, semelhante à do titânio. Brakel et al. relataram que a zircónia tinha uma profundidade de sondagem semelhante à do titânio. Relativamente à cicatrização do tecido mole à volta do pilar de zircónia e do pilar de titânio, foi referido por Wellander et al. que o titânio tinha uma melhor cicatrização do tecido mole em comparação com a zircónia. A distância da mucosa periimplantar até à terminação apical do epitélio de barreira para a zircónia foi considerada menor do que a do titânio. O mesmo estudo também descobriu que a zircónia tinha uma menor alteração de cor da mucosa em comparação com o titânio, o que foi contrariado por Zembic et al. Brakel et al. não encontrou nenhuma diferença significativa na resposta do tecido mole à volta dos pilares de zircónia e titânio. Esta conclusão foi semelhante à conclusão do estudo de Kohal et al., em que foram inseridos implantes de zircónia e titânio nos locais de extração de macacos e ambos os implantes mostraram as mesmas dimensões de tecido mole peri-implantar.[76,77]

Modificações de superfície para osteointegração

A superfície hidrofílica é geralmente desejada num implante para promover a ligação ao tecido duro.

No entanto, a superfície polida do zircónio é hidrofóbica e é geralmente classificada como um material bio-inerte

Por conseguinte, a modificação da superfície é necessária, mas ainda não foi estabelecida. Além disso, teme-se que estes tratamentos possam causar uma diminuição da resistência, que é uma vantagem da zircónia. O aumento da resistência da zircónia com jato de areia envolve a transformação de cristais tetragonais em cristais monoclínicos. Quando outras substâncias entram na camada superficial, este comportamento de transformação torna-se difícil de ocorrer e a resistência diminui inevitavelmente.[78]

Foram propostos muitos métodos para resolver esta contradição e equilibrar o grau de redução da resistência com a melhoria da biocompatibilidade. Esta modificação da superfície da zircónia divide-se, grosso modo, em três métodos:

A) desbaste, B) ativação da superfície, e C) revestimento

Desbaste

Jato de areia

A zircónia é hidrofóbica quando polida em espelho, mas pode ser melhorada até certo ponto pela rugosidade da superfície, como a moagem e o jato de areia. Um estudo realizado por examinou o ensaio MTT das células MC3T3-E1 cultivadas em titânio puro, alumina, 3Y-HA e placas NanoZR. O número de células aumentou em cada material à medida que o número de dias de cultura aumentou, e não foi observada qualquer diferença significativa entre os materiais. Além disso, não foi observada qualquer diferença significativa na morfologia das células e na coloração da actina. No entanto, a rugosidade da superfície de cada material teve um grande efeito, e a superfície rugosa por jato de areia mostrou uma adesão celular inicial significativamente melhor.[79] Por conseguinte, considera-se que a zircónia tem o mesmo nível de biocompatibilidade para os tecidos duros que o titânio puro e a alumina

Gravura

Os acessórios para implantes em zircónio tornaram-se rapidamente disponíveis no mercado, principalmente na Europa. Muitos produtos são apenas tratados com jato de areia na superfície, mas alguns são tratados com ácido. Uma vez que a zircónia tem uma elevada resistência aos ácidos, é tratada com ácido fluorídrico aquecido. A Straumann comercializou este tratamento e transformou-o num tratamento ZLA®, e relatou que apresentava a mesma osteossíntese que o tratamento SLA® de titânio.

Irradiação laser

O efeito da irradiação laser na zircónia varia muito, dependendo do tipo de laser. A superfície da zircónia foi enegrecida e fissurada pela irradiação laser Nd:YAG. Os lasers CO_2 e Er:YAG não causam tais danos. No entanto, foi relatado que o laser de CO_2 melhora a hidrofilicidade e melhora a adesão dos osteoblastos humanos (hFOB). Além disso, está também a ser estudado o tratamento da superfície utilizando um laser de femtosegundo. O processamento com laser de femtosegundo envolve a utilização de um laser de impulsos ópticos ultra-curtos com uma largura de impulso de 1 picossegundo ou inferior. Quando um isolador como a zircónia é irradiado, pensa-se que os electrões da banda de valência transitam para a banda de condução devido ao processo de absorção multifotónica (dominante sobre a avalanche), os electrões de condução aumentam e o comportamento torna-se semelhante ao do metal. Pode ser utilizado para microfabricação e ablação apenas perto da superfície. Quando um laser de femtosegundo é aplicado a um implante de zircónia, os danos devidos à irradiação do laser são minimizados, os contaminantes da superfície são reduzidos, a fase cristalina não é alterada e o implante de zircónia pode ser tornado poroso.

Sinterização

Um método de formação de uma camada de zircónia porosa na superfície através da aplicação de uma pasta de zircónia contendo um agente espumante na superfície de zircónia calcinada e queima.

Estudos em animais demonstraram uma boa ligação (torque de remoção), formação de novo osso e tecido conjuntivo. Este implante de zircónia porosa foi comercializado como ZiUnite® da Nobel Biocare, e foi confirmado que é equivalente ao Ti- Unite® na diferenciação de osteoblastos na superfície.

B] Ativação de superfície

Irradiação ultravioleta

Embora a irradiação UV do titânio seja eficaz, o efeito do tratamento de bioactivação da irradiação da zircónia é frequentemente negativo.

Irradiação de plasma

A irradiação com plasma é eficaz na melhoria da ligação entre a zircónia e o adesivo de resina. Melhora a hidrofilicidade e tem um efeito positivo na adesão celular, mas há um problema com a sustentabilidade deste efeito e, se for deixado ao ar, regressa ao seu estado original em poucos dias.

C] Revestimento

Revestimento de vidro

A zircónia tem propriedades próximas dos metais entre as

cerâmicas, e o titânio tem propriedades próximas das cerâmicas entre os metais. Por exemplo, o coeficiente de expansão térmica é próximo de $10,1 \times 10^{-6}$ /K para a zircónia e de $8,5 \times 10^{-6}$ /K para o titânio. Por conseguinte, o tratamento de revestimento de ativação da superfície por aquecimento é aplicado à zircónia, incluindo o revestimento de vidro utilizado para o titânio.

Kim et al. relataram um método de revestimento da superfície da zircónia com fluoroapatite utilizando o método sol-gel. No entanto, tem 1 μm de espessura e pode desaparecer se for implantado no corpo durante um longo período de tempo.[80] Além disso, Kim et al. relataram um método de cozedura de uma mistura de vidro e HA na superfície da zircónia. No entanto, o vidro é à base de fosfato de sódio-cálcio e é inferior em termos de resistência e durabilidade química. Para além disso, não é uma estrutura laminada, mas apenas uma queima de camadas e não considera o conceito de correspondência do coeficiente de expansão térmica.[81]

Ferraris et al. cozem vidro bioativo com um elevado teor de cálcio na superfície da zircónia e referem que o fosfato de cálcio se deposita na superfície quando esta entra em contacto com fluidos corporais, melhorando a bioatividade.[82]

Revestimento de vidro com apatite

Um estudo efectuado utilizou sílica SiO2, bórax Na2B4O7 101FO e fosfato tricálcico $Ca_3(PO_4)_2$ como composição básica do vidro e dissolveu-os e pulverizou-os para preparar o pó de vidro. Na composição que contém uma grande quantidade de fosfato tricálcico, a hidroxiapatite é precipitada no vidro. Este vidro foi transformado numa pasta e aplicado à zircónia e queimado para formar uma película. A força adesiva entre o vidro e a zircónia depende do teor de bórax.[83] A quantidade de osteocalcina produzida na superfície da zircónia sob revestimento com este vidro foi significativamente mais elevada do que na superfície sem revestimento

Revestimento de apatite

Os compostos de fosfato são altamente reactivos com a zircónia e, quando aquecidos em contacto com eles, reagem com o ítrio adicionado para estabilizar a zircónia, produzindo fosfato de ítrio. Como resultado, o elemento estabilizador ítrio é reduzido da zircónia, a fase cristalina é transformada em cristais monoclínicos e a resistência é reduzida. Por conseguinte, é difícil fundir e ligar diretamente o sal de fosfato de cálcio à superfície da zircónia por aquecimento. Uchida et al. relataram que a apatite foi depositada na superfície da zircónia por imersão num fluido corporal simulado após tratamento com álcali ou ácido.[84] No entanto, a ligação entre a apatite precipitada e a zircónia é fraca. A deposição de iões de cálcio na superfície da zircónia por revestimento e queima, e a deposição de apatite na superfície por imersão numa solução contendo ácido fosfórico mostrou uma boa proliferação de células semelhantes a osteoblastos (MC3T3-E1).

Conclusão

- A zircónia dentária continua a aumentar e é classificada em 12 espécies apenas no sistema de ítria. São classificadas de acordo com o conteúdo de ítria, monocromático/policromático, composição uniforme/híbrida e monocamada/multicamada.

- A zircónia com maior teor de ítria tem maior translucidez e menor resistência mecânica. A resistência à fratura das superestruturas depende fortemente da resistência na região de contacto oclusal. Por conseguinte, deve ser selecionada a zircónia adequada como coroa da superestrutura, dependendo da prioridade dada à resistência ou à estética.
- A degradação a baixa temperatura da zircónia dentária diminuiu com o teor de ítria, mas mesmo a zircónia 3Y tem uma durabilidade suficiente em condições orais.
- Apesar de a zircónia ser o material dentário mais duro, as restaurações de zircónia raramente desgastam os dentes antagonistas quando são polidas ao espelho.
- A zircónia tem uma menor adesão bacteriana e uma melhor adesão dos tecidos moles quando é polida com espelho. Por conseguinte, o zircónio é vantajoso para as superestruturas de implantes.
- Os compósitos de zircónia-alumina, como o ATZ e o NanoZR, são

adequados para a fixação de implantes porque têm uma excelente resistência mecânica, apesar das propriedades estéticas insuficientes.

- É necessário modificar a superfície da zircónia para obter a osseointegração no osso. Foram desenvolvidos e melhorados vários tratamentos de superfície, como o desbaste, a ativação da superfície e o revestimento.

Liga de titânio e zircónio

A liga de titânio é considerada o material padrão de ouro para o fabrico de implantes dentários. [85] Assim, os implantes de titânio (Ti) têm tido uma taxa de sucesso mais elevada a longo prazo, com estudos que mostram taxas de sobrevivência superiores a 95% após 10 anos, confirmando a sua preferência (titânio) como material principal.[85]

Embora os implantes de Ti sejam biocompatíveis e tenham elevadas taxas de sobrevivência e sucesso, a estética é um dos principais problemas que podemos encontrar, como a descoloração do tecido mole peri-implantar, principalmente devido a um fenótipo gengival fino. A hipersensibilidade também é observada devido à corrosão da superfície do implante. Nalgumas situações, contudo, a resistência mecânica/tensão do cpTi é insuficiente. Por exemplo, no caso de ser necessário um implante para substituir um único dente ou de o implante ter de ser colocado num rebordo edêntulo estreito, são preferíveis implantes de diâmetro reduzido (≤3,5 mm). Infelizmente, o implante de diâmetro reduzido tem sido associado a um risco acrescido de fratura por fadiga[85] . Como resultado, tem havido um esforço para desenvolver implantes de pequeno diâmetro (SDIs) a partir de ligas de titânio que demonstrem uma resistência mecânica melhorada. Os implantes de dióxido de zircónio (zircónia, ZrO_2) foram introduzidos, apresentando uma cor favorável quando comparados com os implantes de Ti, combinada com biocompatibilidade e uma afinidade reduzida com a placa bacteriana, tornando este implante uma alternativa viável aos implantes de titânio

No entanto, os implantes dentários de zircónio podem transformar a sua forma tetragonal numa forma monoclínica na presença de água, o que resulta numa deterioração progressiva.
Além disso, os estudos revelaram taxas de sobrevivência clínica mais baixas dos implantes de zircónia quando comparados com os de titânio.

O titânio tem sido ligado a vários materiais, como o tântalo, o nióbio e a zircónia. O zircónio (Zr) tem sido utilizado habitualmente como elemento de liga. O Zr, que pertence ao mesmo grupo do TI, apresenta propriedades químicas e físicas semelhantes às do Ti.[19,20]

O sistema titânio-zircónio (TiZr) é uma solução sólida, o que o torna mais resistente à corrosão do que outras ligas e lhe confere uma biocompatibilidade comparável à do Ti puro, mas com propriedades mecânicas melhores ou comparáveis. A Roxolid® (Straumann, Suíça) é uma dessas marcas de implantes dentários fabricados a partir de uma liga de TiZr que é utilizada comercialmente. O fabricante afirma que estes implantes têm uma melhor resistência mecânica e uma melhor biocompatibilidade do que os implantes de liga de Ti existentes.

***Roxolid* ™**

Roxolid ™ é o primeiro material desenvolvido especificamente para dentistas de implantes dentários. Os implantes feitos a partir deste novo material exclusivo têm uma superfície SLActive® que foi cientificamente comprovada como eficaz. A combinação da liga Roxolid ™ e da superfície SLActive® proporciona uma elevada fiabilidade e resistência dos implantes.

Uma liga metálica com uma estrutura homogénea. A composição da liga inclui titânio e zircónio (13-17%).

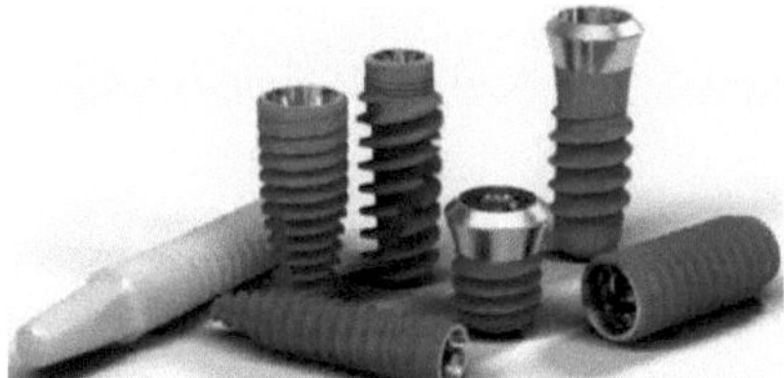

Figura 6.4.1 Implantes dentários Roxolid

Indicações

- Espaço interdentário pequeno
- Rebordo alveolar estreito
- Falta de incisivos laterais em resultado de adentia primária
- Maximizar o volume ósseo disponível e o sistema circulatório
- Proporcionar um apoio máximo à parede óssea vestibular

Propriedades mecânicas

Kobayashi *et al.* propuseram que a liga de titânio e zircónio tem maior dureza e resistência à tração, mantendo a resistência à corrosão e a biocompatibilidade do titânio puro.

A resistência à tração do TiZr, com um valor de 953 MPa, foi considerada aproximadamente 40% superior ao requisito mínimo para os implantes de cpTi, *ou seja,* o cpTi de grau IV trabalhado a frio, que tem um valor de 680 MPa.

O TiZr apresenta um módulo de elasticidade mais baixo quando comparado com o Ti. O módulo de elasticidade é determinado pela força de ligação entre os átomos, que não está apenas relacionada com as estruturas cristalinas, mas também com as distâncias entre os átomos. A adição de elementos de liga, o tratamento térmico e a deformação plástica podem alterar a força de ligação.[86] Uma vez que o raio atómico do Zr é maior do que o raio atómico do Ti, o aumento do teor de Zr na liga deve conduzir a graus crescentes de supersaturação e distorção da rede, o que também altera a distância entre os átomos e resulta numa alteração do módulo de elasticidade.

A adição de Zr a 13-15% ao Ti aumenta a resistência do implante, o que é benéfico para áreas de elevada carga e módulos elásticos mais baixos, que reduzem o efeito de "proteção contra o stress"

Mechanical properties			
	Strength	Elongation	Modulus of elasticity
Roxolid®	850 MPa min.	12% min.	98 GPa

Tabela 6.4.1 Propriedades mecânicas do implante Roxolid

A resistência à corrosão é um fator significativo que influencia a longevidade dos implantes e a nocividade dos processos de corrosão que ocorrem no corpo. A melhoria da resistência à corrosão das ligas binárias Ti-Zr pode ser atribuída ao facto de o Zr ser um elemento de liga anódica para o Ti que reduz diretamente a atividade anódica e também à formação de uma película passiva mais espessa e mais densa nas superfícies da liga Ti-Zr que foram reforçadas pelo óxido ZrO2.[19]

Osteointegração

Os osteoblastos fixam-se em maior número ao TiZr (50% Zr), em comparação com o Ti e o TiNb (50% Nb), e as células fixadas apresentam uma maior atividade de fosfatase alcalina (ALP) e expressão de osteocalcina (OC) no TiZr. Isto conduz a uma camada densa de formação uniforme de apatite óssea ao longo da superfície do implante. Gottlow *et al.* indica que o TiZr tem uma osteointegração mais forte do que o cpTi, como se pode verificar pelos valores de binário de remoção mais elevados e pela maior área óssea encontrada à volta dos implantes TiZr. Além disso, verifica-se que as ligas de TiZr têm maior biocompatibilidade do que o Ti.[20]

Uma vez que são exercidas cargas elevadas sobre o implante, uma boa osteointegração é uma condição essencial para um tratamento bem sucedido. Isto é especialmente importante a considerar quando se instalam implantes com um diâmetro pequeno. A combinação da liga Roxolid ™ e da superfície SLActive® proporciona uma excelente osseointegração com elevada resistência à carga. Os resultados dos testes mecânicos indicam que os implantes Roxolid ™ são mais duráveis do que os implantes de titânio. A elevada resistência dos implantes é combinada com a superfície hidrofílica de SLActive®. De acordo com os resultados de uma série de estudos pré-clínicos e clínicos, a utilização de implantes com a superfície SLActive® permite alcançar uma excelente osseointegração.

Longevidade clínica

Os implantes dentários de Ti-Zr de diâmetro estreito apresentam taxas de sobrevivência e sucesso elevadas (>95%) e alterações do nível ósseo marginal (<1 mm) em períodos de acompanhamento de 5 anos. No seu estudo, Ioannidis et al. registaram uma taxa de sobrevivência de 98,7% (20 implantes colocados) num período de acompanhamento de 3 anos.

Por conseguinte, os implantes fabricados com esta nova liga, que tem uma maior resistência mecânica e excelentes propriedades de biocompatibilidade, parecem ser uma opção de tratamento fiável para restaurar um espaço mesiodistal reduzido, uma largura de crista reduzida (crista estreita) e uma quantidade reduzida de espaço interradicular

Polímeros e compósitos

A utilização de polímeros sintéticos e compósitos continua a expandir-se para aplicações biomateriais. Os polímeros reforçados com fibras oferecem a vantagem de poderem ser concebidos para corresponder às propriedades dos tecidos, de poderem ser revestidos para fixação aos tecidos e de poderem ser fabricados a um custo relativamente baixo. As futuras aplicações alargadas para sistemas de implantes dentários incluem o IMZ (Interpure Inc) e o Flexiroot (Interdent Corp). Prevêem-se sistemas à medida que o interesse continua na combinação de compósitos sintéticos e biológicos.[86,87]

Polímeros biomédicos

Os biomateriais poliméricos mais inertes incluem o politetrafluoroetileno (PTFE), o polietilenotereftalato (PET), o polimetilmetacrilato (PMMA), o polietileno de ultra-alto peso molecular (UHMW-PE), o polipropileno (PP), a polissulfona (PSF) e o polidimetilsiloxano (PDS) ou a borracha de silicone (SR).

Propriedades Em geral

Os polímeros têm resistências e módulos elásticos mais baixos e maior alongamento até à fratura em comparação com outras classes de biomateriais. São isolantes térmicos e eléctricos e, quando constituídos como um sistema de elevado peso molecular sem plastificantes, são relativamente resistentes à biodegradação em comparação com o osso; a maioria dos polímeros tem módulos elásticos mais baixos, com magnitudes mais próximas dos tecidos moles. Os polímeros têm sido fabricados em formas porosas e sólidas para fixação, substituição e aumento de tecidos, como revestimentos para transferência de força para regiões de tecidos moles e duros. A maioria dos usos tem sido para conectores de distribuição de força interna destinados a estimular melhor as condições biomecânicas para as funções dentárias normais. As indicações para o PTFE têm crescido exponencialmente para técnicas de regeneração de tecidos guiadas. No entanto, o PTFE tem uma baixa resistência à abrasão de contacto e ao fenómeno de desgaste. Polímeros e compósitos Continuam a ser introduzidas combinações de polímeros e outras categorias de biomateriais sintéticos. Vários dos polímeros inertes foram combinados com partículas ou fibras de algodão, óxido de alumínio, hidroxiapatite e cerâmica de vidro. Alguns são porosos, enquanto outros são constituídos por formas estruturais compostas sólidas. Nalguns casos, polímeros biodegradáveis, como o álcool polivinílico (PVA), polilactidos ou glicosídeos, cianoacrilatos ou outras formas hidratadas, foram combinados com partículas ou fibras biodegradáveis de CaPO4. Destinam-se a ser andaimes estruturados, placas, parafusos ou outras aplicações do género. A biodegradação de todo o sistema após a reforma adequada dos tecidos e a remodelação permitiu o desenvolvimento de procedimentos significativamente vantajosos, como o aumento ósseo e a reparação de defeitos periimplantares.

Werhaug et al realizaram um estudo sobre a implantação de raízes acrílicas nas cavidades dentárias como uma possível aplicação prática na prática dentária e chegaram às seguintes conclusões

1. A resina acrílica termopolimerizável parece ser inerte em relação ao osso e ao tecido conjuntivo.

2. O osso pode ser formado em contacto direto com o implante acrílico.

3. Forma-se um cuff epitelial à volta do colo do implante que continua a crescer apicalmente.

4. O osso parece ser reabsorvido quando o epitélio cresce demasiado perto dele.

5. A vida útil dos implantes acrílicos parece ser limitada.[21]

Desvantagens

1. Em geral, os polímeros e os compostos de polímeros são especialmente sensíveis às técnicas de esterilização e manuseamento. Se se destinarem a ser utilizados em implantes, a maioria não pode ser esterilizada por vapor ou óxido de etileno.

2. A maioria dos biomateriais poliméricos tem propriedades de superfície electrostáticas e tende a acumular poeira ou outras partículas se for exposta a ambientes orais semi-limpos.

3. Uma vez que muitos podem ser moldados por corte ou autopolimerização in vivo (PMMA), é necessário ter o máximo cuidado para manter as condições de qualidade da superfície do implante.

4. Os polímeros porosos podem ser deformados elasticamente, o que pode fechar regiões abertas destinadas ao crescimento de tecidos.

5. Além disso, a limpeza dos polímeros porosos contaminados não é possível sem um ambiente de laboratório.

Implicações

A experiência de longo prazo, os excelentes perfis de biocompatibilidade, a capacidade de controlar as propriedades através de estruturas compósitas - e as propriedades que podem ser alteradas para se adequarem à aplicação clínica - tornam os polímeros e os compósitos excelentes candidatos para aplicações de biomateriais, como se pode verificar pela constante expansão das aplicações desta classe de biomateriais.

Poliariletercetona

Na procura de novos materiais e para ultrapassar as limitações dos materiais utilizados no dia a dia, são introduzidos materiais mais avançados; um deles é a poliariletercetona (PAEK). Desde os anos 80, a PAEK é utilizada no domínio da engenharia, apresentando uma grande maquinabilidade. É um polímero termoplástico e tem um desempenho extraordinário com a sua efectiva resistência mecânica e química

O PAEK é um polímero termoplástico semicristalino; tem uma temperatura de transição vítrea de cerca de 157°C e uma temperatura de fusão de 370°C. O polímero PAEK contém grupos éter e cetona. A diferença na proporção e na estrutura do grupo éter para o grupo cetona afecta o ponto de fusão e a temperatura de transição vítrea. Quanto maior for o grupo cetona, maior será a polaridade e a rigidez e, por conseguinte, maior será a temperatura de transição vítrea e o ponto de fusão.[89,90]

PAEK tem dois membros da família que são amplamente reconhecidos como sendo utilizados em aplicações dentárias[90]

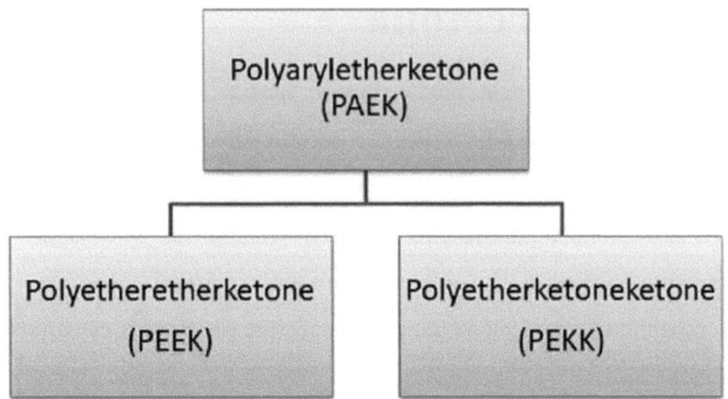

O primeiro é a poliéter-éter-cetona (PEEK), a unidade monomérica de éter-éter-cetona

A segunda é a poliéter-cetona-cetona (PEKK), a unidade monomérica da éter-cetona-cetona é amplamente reconhecida como sendo utilizada em medicina dentária

Síntese e estrutura de PEEK e PEKK

O PEEK é um polímero termoplástico semi-cristalino, policíclico e aromático.

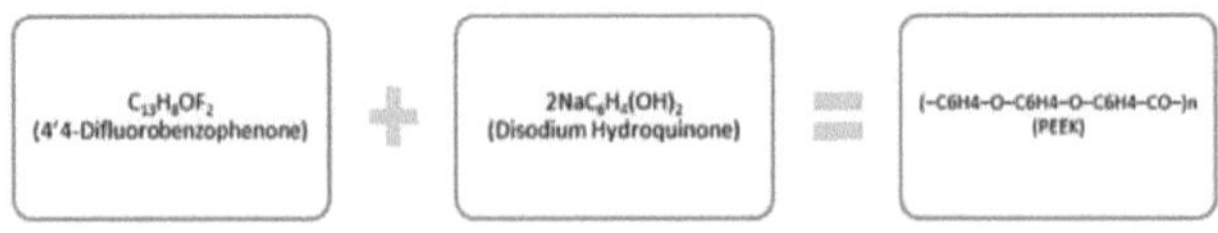

Figura 7.1.1 Química da síntese do PEEK

Quando 4,4'-difluoro benzofenona é adicionada com hidroquinona dissódica a uma temperatura de 300°C e ponto de fusão de 335°C, forma-se PEEK. Trata-se de um homopolímero com unidades repetidas de grupos funcionais de éter e cetona

O fabrico do polímero PEEK é feito por moldagem por injeção, moldagem por compressão, conceção assistida por computador/fabrico assistido por computador (CAD/CAM) ou prototipagem rápida.

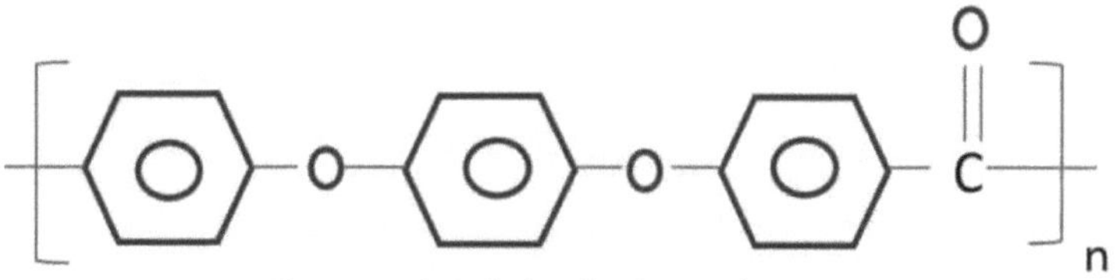

Figura 7.1.2 Química da síntese do PEEK

O BioHPP® (BredentUK) tem disponíveis comercialmente peças em bruto para fresagem e lingotes para prensagem. O filamento KetaSpire® PEEK (Solvay) está disponível comercialmente em peças em bruto para fresagem e lingotes para prensagem. uso médico e dentário.[91,92]

O PEKK é um polímero de peso molecular ultra-elevado com um grupo linear aromático de poliéter-cetona, introduzido por Bonner em

1962. O PEKK é um produto do éter difenílico e do cloreto de tereftaloilo, ao qual são adicionados cloreto de alumínio e nitrobenzeno. O PEKK tem um ponto de fusão de 305°C[93]

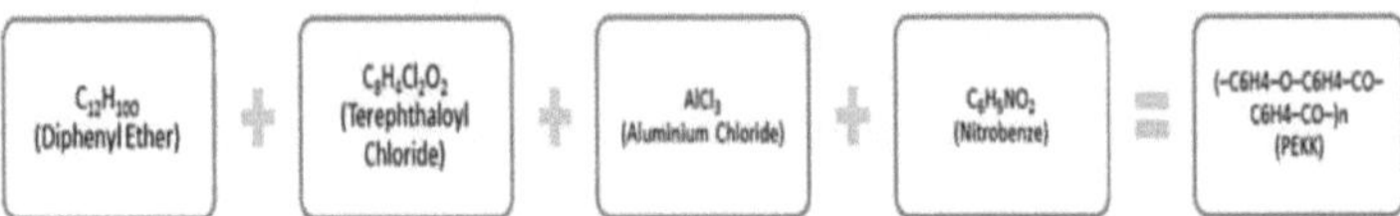

Figura 7.1.3 Química da síntese do PEKK

Difere do PEEK pela presença de um grupo cetona extra no seu anel aromático, o que aumenta a polaridade e a rigidez da espinha dorsal, resultando em cadeias poliméricas mais fortes e melhores propriedades físicas e mecânicas.

Converse et al descreveram a moldagem por compressão e a lixiviação de partículas como processos para o fabrico de PEKK.[93]

O PEKK também pode ser prensado ou concebido e fresado utilizando a tecnologia cad cam. O polímero de alto desempenho Pekkton® ivory (Cendres+Métaux) está disponível comercialmente para aplicação dentária.

Propriedades físicas e mecânicas do PEEK e do PEKK

O PEEK revela ter propriedades mecânicas e físicas superiores, o que indica a sua utilização como biomaterial para implantes. O módulo de elasticidade do PEEK é de 3,6 GPa e, com a incorporação de fibras de carbono, o módulo de elasticidade pode ser melhorado para 18 GPa, o que é próximo do do osso cortical, que se diz ser de cerca de 15 GPa. O PEEK é um material radiolúcido, química e fisicamente estável e resistente aos danos induzidos pela radiação. Diz-se que é muito rígido, com uma resistência à flexão de 140170 MPa. O sucesso a longo prazo dos implantes dentários depende principalmente da minimização da quantidade de perda óssea marginal após vários anos de carga funcional. Ter um módulo de elasticidade comparável ao do osso evita tensões laterais, resultando num efeito de proteção contra tensões proporcionado pelo material. A. D. Schitwalla et al, na sua análise de elementos finitos, verificaram que o PEEK reforçado com fibra de carbono apresenta distribuições de tensão semelhantes no osso cortical quando comparado com o titânio.[94] Esta conclusão foi ainda apoiada por Haseeb et al na sua análise de elementos finitos, em que compararam o PEEK CFR com o titânio comercialmente puro.[95] Sagomonyants et al. afirmaram na sua análise de elementos finitos (FEA) que os implantes CFR-PEEK podiam induzir uma menor proteção contra as tensões do que o titânio.[96] O estudo realizado por Sarot et al contra-indicou os estudos acima referidos e concluiu que 30% de CFR-PEEK apresentava uma maior concentração de tensões no pescoço do implante e no osso adjacente, devido à diminuição da rigidez e à maior deformação em relação ao titânio. [97]

PEKK

O PEKK apresenta excelentes propriedades físicas e mecânicas, como a temperatura de fusão e a resistência à compressão, em comparação com outros materiais poliméricos.

O PEKK apresenta melhores propriedades mecânicas em termos de resistência à flexão, à tração e à compressão quando comparado com o PEEK. A adição de dióxido de titânio (TiO2) ao PEKK aumenta a dureza e a resistência ao desgaste, e o módulo de elasticidade do PEKK é comparável ao do osso. Por conseguinte, o PEKK pode ser utilizado como biomaterial para implantes dentários devido a uma melhor distribuição das tensões.[98,99]

Materials	Tensile strength (MPa)	Elastic modulus (GPa)	Flexural strength (MPa)
PEKK	115	5.1	140–200
Cortical bone	104-121	14	50-150
Cancellous bone	10–20	1.37	10–20
Dentine	104	15	212.9
Enamel	67.5	40-83	NA
Titanium	954	102–110	65

Tabela 7.1.1 Propriedades mecânicas do PEKK

Properties	PEEK	PEKK	Titanium	PMMA
Tensile strength (MPa)	100.69	115	240–890	48–62 Mpa
Elastic modulus (GPa)	3.5	5.1	103–114	3.8 × 10³
Flexural strength (MPa)	163.88	200	65	107–117
Compressive strength (MPa)	118–169	246	130–170	76 Mpa
Melting temperature (°C)	334–350	363–386	1650–1670	160
Hardness	26–29 VHN	252 MPa	90 VHN	89–95 MPa
Water absorption (μg/mm³)	0.1–0.5	8.7	0.04	0.1–0.3
Density (g/cm³)	1.3	FEFF1.3	4.4–4.5	1.16–1.18 g/cc

Tabela 7.1.2 Propriedades mecânicas do PEKK e do PEEK

Biocompatibilidade e Osteointegração do PEEK

A biocompatibilidade considera as interações que ocorrem entre o biomaterial e o ambiente do hospedeiro. Os estudos disponíveis sobre toxicidade, genotoxicidade, imunogenicidade e estudos em animais de tecidos moles e duros, bem como as informações obtidas a partir de explantes humanos, demonstram que os biomateriais PEEK e PEEK compósito são biocompatíveis e bioinertes na sua forma a granel.

Diz-se que o PEEK é quimicamente inerte com uma superfície hidrofóbica e não permite a adsorção de proteínas na sua superfície, tornando-o assim bioinerte.
A osteointegração de implantes PEEK não modificados foi avaliada por Koch et al. (2009). A avaliação histológica mostrou um nível significativamente mais baixo de BIC à volta dos implantes PEEK, em comparação com o titânio.[24] Além disso, foi encontrada uma cicatrização fibrosa à volta dos implantes PEEK. Outro estudo em calvária de ratos realizado por Webster et al. (2012) mostrou que o PEEK demonstrou uma resistência significativamente baixa à infeção bacteriana após incubação com Staphylococcus epidermidis, o que levou a uma osseointegração comprometida. Um estudo in vivo realizado por Ahn et al. (2018) utilizando implantes porosos e sólidos de poli[para-fenileno] (PPP) e PEEK demonstrou que, apesar de se ter formado uma fina camada de osso em ambas as superfícies dos implantes, o PPP poroso demonstrou uma maior osteointegração quando comparado com o PEEK puro não tratado[100]

Embora os implantes PEEK apresentem uma boa osteointegração à sua volta, não possuem propriedades osteocondutoras por si só e, por isso, são efectuados vários estudos sobre a modificação do PEEK para melhorar a osteointegração.[101]

Podem ser classificados em termos gerais em

1. Modificação da superfície
   A) Modificação física da superfície
   B) Modificação química da superfície

2. Revestimento de implantes

3. Compósito PEEK bioativo

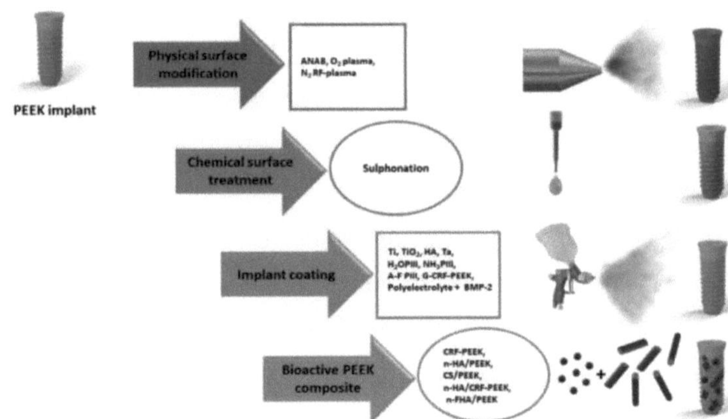

Figura 7.1.5 Modificações da superfície do PEEK

Modificação da superfície do PEEK

Foram utilizados vários métodos de modificação da superfície para melhorar a osteointegração em PEEK

Modificação física da superfície

I) Nano-etching com plasma de gás. A nanogravura de implantes PEEK pode ser conseguida expondo-os a gases de plasma de baixa potência, como vapor de água, oxigénio/argónio e amoníaco. Foi sugerido que o tratamento com plasma do PEEK introduz vários grupos funcionais na sua superfície, o que a torna mais hidrofílica. A principal vantagem da utilização do tratamento por plasma é a capacidade de produzir uma rugosidade nanométrica na superfície do implante e o ângulo de contacto com a água extremamente baixo na superfície do PEEK.

O plasma de oxigénio foi analisado por Poulsson et al. (2013), com avaliação histológica e teste de push-out. Em comparação com o PEEK não modificado, a osseointegração do PEEK tratado com plasma é significativamente aumentada. Hassan et al. (2018) trataram o PEEK com plasma de azoto. Os resultados provaram que essa modificação exibe maior osseointegração quando comparada ao PEEK não tratado em investigações histológicas e mecânicas.

II) Feixes acelerados de átomos neutros (ANAB). Este procedimento produz uma topografia de superfície nanotexturizada sem adicionar material externo ou alterar a química do PEEK. Khoury et al. (2015) demonstraram com sucesso uma melhoria significativa na osseointegração de implantes tratados com ANAB por μCT, histomorfometria e investigações de push-out.

Modificação química da superfície

O processo de sulfonação do PEEK por tratamento químico com ácido sulfúrico resulta num PEEK sulfonado. Esta modificação do PEEK foi desenvolvida para aplicação como membranas de permuta de protões em células de combustível. O PEEK obtido por sulfonação pode ser útil para incorporar compostos terapêuticos, como antimicrobianos e factores de crescimento, para posterior administração de medicamentos no corpo.
Ouyang et al. (2016) estudaram o efeito da sulfonação utilizando ácido sulfúrico concentrado no PEEK. Avaliaram a formação óssea e a atividade antimicrobiana contra Staphylococcus aureus e Escherichia coli. Os resultados revelaram uma melhor osseointegração e capacidade antimicrobiana no PEEK sulfonado do que no PEEK não modificado.

Revestimento de implantes

Revestimento por rotação com nanohidroxiapatite. Devido aos inconvenientes dos revestimentos espessos de hidroxiapatite, foi efectuada investigação para revestir os implantes com revestimentos mais finos. O revestimento por rotação envolve a deposição de uma camada fina de nanoHA, precipitada em tensioactivos, solventes orgânicos e soluções aquosas de Ca (NO3)2 e H3PO4, sobre os implantes. Durante a deposição, os implantes são centrifugados a alta velocidade e depois tratados termicamente para formar o revestimento.

Barkarmo et al. demonstraram que o binário médio de remoção dos discos implantados com revestimento por rotação não era significativamente superior ao dos implantes não revestidos

Deposição por feixe de electrões.

A deposição por feixe de electrões é um processo utilizado para decompor e depositar fragmentos não voláteis num substrato. Foi demonstrado que um revestimento fino de titânio depositado em PEEK utilizando a deposição por feixe de electrões aumenta a molhabilidade e promove a adesão celular.
Quando um revestimento de titânio em PEEK produzido por deposição de feixe de electrões é anodizado, é convertido numa camada de óxido de titânio (nTiO2) uniformemente espessa (2 μm), sem fissuras e altamente nanoporosa

Tsou et al. (2015) investigaram se a fase anatase (A-TiO2) ou a fase rutilo (R- TiO2) do titânio poderia alcançar uma melhor osseointegração. Ambas as fases de TiO2 resultaram numa boa formação óssea na superfície do implante. É importante salientar que o R-TiO2 apresentou significativamente mais BIC na avaliação histológica, para além de uma maior resistência ao cisalhamento nos testes mecânicos.

Lee et al. (2015) utilizaram métodos de pulverização a frio para aplicar uma camada de revestimento de micro-HA em PEEK. Os resultados mostraram uma melhor formação óssea em torno dos implantes revestidos em avaliações histológicas e radiográficas

Implantação de iões por imersão em plasma.

Um substrato pode ser revestido por uma película fina de partículas diversas, colocando o substrato num plasma de partículas, repetidamente pulsado com tensões negativas elevadas, o que faz com que os iões do plasma sejam acelerados e depois implantados na superfície do substrato, processo conhecido como implantação iónica por imersão em plasma (PIII).

Utilizando a técnica de implantação iónica por imersão em plasma (PIII), Lu et al. (2015) depositaram tântalo em PEEK. Com base em µCT, marcação óssea e análise histológica, a aplicação de tântalo durante 30 min está associada a um aumento significativo do volume ósseo, da percentagem de marcação óssea e do BIC.

Compósitos bioactivos de PEEK

As partículas bioactivas podem ser incorporadas no PEEK para produzir implantes bioactivos. A hidroxiapatite é uma biocerâmica com uma química semelhante à do osso e está demonstrado que induz a formação de osso à volta dos implantes.[102] As partículas de hidroxiapatite (HAp) de tamanho micrométrico foram fundidas com PEEK, produzindo compósitos PEEK-HAp.

A fusão de PEEK com nano cargas bioactivas foi descrita por Wan et al. e Wu et al.

- O pó de PEEK e as nano cargas são co-dispersos num solvente adequado para formar uma suspensão uniforme.
- O solvente é então removido por secagem numa estufa e a mistura em pó é colocada em moldes adequados com a forma dos implantes.
- A mistura de pó e os moldes são pré-aquecidos a uma temperatura de cerca de 150θ C a 35 MPa de pressão. A temperatura é então aumentada para 350 θ C- 400o C a 15 MPa.
- Quando o ponto de fusão do PEEK é atingido, o polímero derrete mas as partículas de carga bioactiva permanecem sólidas. A temperatura é mantida durante 10 minutos, após o que os implantes compósitos são arrefecidos ao ar até 150o C.

Após o arrefecimento, o material resultante é um composto de matriz sólida de PEEK e os nanoenchimentos dispersos na mesma

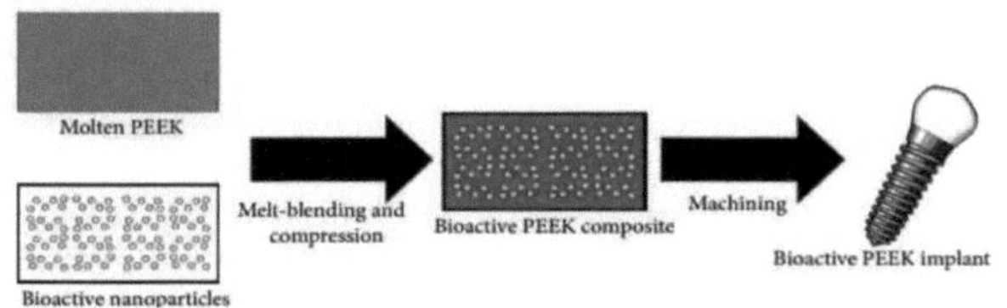

Figura 7.1.6 Fabrico de implantes PEEK bioactivos

No entanto, seria muito difícil utilizá-lo como material de implante devido às fracas propriedades mecânicas produzidas pela insuficiente ligação interfacial entre o PEEK e as partículas de hidroxiapatite.

Wu et al. sugeriram que a incorporação de partículas nanométricas de TiO2 no PEEK pode aumentar a osseointegração. A tomografia computorizada tridimensional demonstrou que se forma uma maior quantidade de osso à volta dos implantes cilíndricos PEEK/nano-TiO2 e que estes apresentam propriedades mecânicas melhoradas quando comparados com o PEEK puro, devido a um maior número de partículas de nanoenchimento.

Um estudo realizado por Deng et al. (2015) investigou vários implantes microrrugidos utilizando jato de areia com partículas de Al2 O3. O estudo mostrou que os implantes n-HA/CRF/PEEK com superfícies microrrugosas melhoraram a regeneração óssea à volta dos implantes quando comparados com implantes lisos, conforme avaliado por μCT e análise histológica (Deng et al., 2015a). Assim, considerou-se que os compósitos bioactivos de HA melhoravam significativamente a osseointegração do PEEK A fluorohidroxiapatite (HAF) demonstrou induzir uma maior proliferação de células ósseas do que a hidroxiapatite convencional e possui propriedades antibacterianas devido à presença de iões fluoreto (F-)
Wang et al. (2014) observaram um aumento significativo do BIC em torno dos implantes n-FHA/PEEK quando comparado com o PEEK puro. Mais importante ainda, o implante n-FHA/PEEK mostrou um efeito antimicrobiano em mutantes de Streptococcus, que são

considerados os principais agentes patogénicos da periodontite e da falha do implante

Resumo das modificações da superfície dos implantes PEEK

Surface treatment	Coating	Bio composite
Chemical: • PEEK sulphonation **Physical:** • Nitrogen plasma (N_2PEEK) • Oxygen plasma (O_2PEEK) • Plasma immersion ion implantation (PIII) with H_2O (H_2OPIII) or ammonia (NH_3PIII) • ANAB • Porous design	• HA (HA/PEEK) through cold spray or spin coating (nano or micro scale) • Ti on PEEK (Ti/PEEK) • Ti on CRF/PEEK (Ti/CRF/PEEK) • HA on CRF/PEEK (HA/CRF/PEEK) • TiO_2/PEEK • Graphene coating (G-CRF-PEEK) • Silicate coating • Tantalum nanoparticles implantation by PIII • Fluorinated PEEK by PIII (A-F PIII/PEEK) • Two layers coating of HA and yttria-stabilised zirconia (YSZ) (HA/YSZ/PEEK) • Multilayer film of polyelectrolyte coating	• CRF/PEEK • HA/PEEK • N-HA-CRF biocomposite + oxygen plasma ± TiO_2 blasting (PEEK/n-HA/CRF) • n-HA/CRF-PEEK composite ± plasma • n-FHA/PEEK • n-CS/PEEK

Quadro 7.1.3 Resumo da modificação da superfície de

Clinicamente, a utilização de implantes dentários PEEK pode ser útil em doentes com hipersensibilidade grave ao titânio.

Karan Marya et al, nos seus relatos de casos, observaram que a utilização de implantes dentários PEEK em zonas estéticas pode ser uma vantagem significativa, embora existam atualmente limitações em termos de radiolucência e de tipos e tamanhos limitados de implantes disponíveis comercialmente.[103]

A combinação PEEK/TiO2/beta-TCP denominada BIOPIK (IMI implant Pornichet, França) está disponível em 3 modelos fundamentais - TAU, THETA e IOTA indicados para diferentes volumes e densidades ósseas - são implantes de uma só peça que demonstraram ter boa força, resistência à fratura e promover o crescimento e a proliferação de células osteoblásticas.

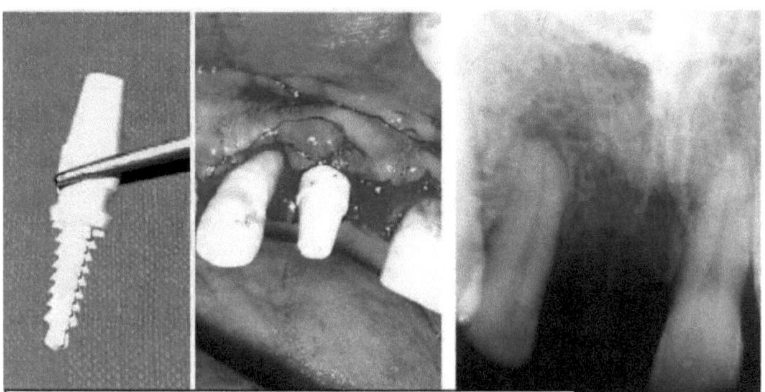

Figura 7.1.7 Utilização clínica do implante PEEK

Osteointegração do PEKK

Diz-se que o PEKK se osseointegra da mesma forma que o PEEK. A presença de um grupo cetónico extra é benéfica em termos de uma vasta gama de modificações de superfície e os revestimentos podem ser efectuados na superfície do PEKK para uma melhor osseointegração. Bo Yuan et al (2018), no seu estudo, mostraram que os materiais PAEK bioactivos (PEKK e PEEK), que foram preparados por um método combinado de lixiviação de porogénio de microesferas de HA, tratamento de sulfonação e subsequente incubação de SBF, tinham uma estrutura macroprόspera interligada semelhante, mas uma micro/nanoestrutura de superfície distinta e capacidade de formação de apatite. Após o tratamento de sulfonação, o PEKK tinha não só um teor mais elevado de grupos -SO3H, mas também mais microporos na superfície do que o PEEK, o que foi atribuído à presença de mais grupos cetónicos no PEKK do que no PEEK. Como resultado, após imersão em SBF, ocorreu uma deposição de apatite mais rápida e maior no PEKK-BSP do que no PEEK-BSP. No entanto, devem ser efectuados mais estudos in vivo sobre a osseointegração do PEKK para que possa ser utilizado como material de implante dentário.[102]

Resumo

Material	Tensile Strength (MPa)	Modulus of elasticity (GPa)	Other Factors	Commercially available
Titanium (Ti_6Al_4V)	954	113	non-toxic ingredients, like Zr, Pd, Nb, Ta, Mo, and Fe, are being developed to replace vanadium and aluminum	Straumann SLA® Nobel Biocare cc®
Ti6Al7Nb	933	110		
Ti20Nb10Zr5Ta	883	59		
Zirconia (ZrO_2)	711	192	BIC of 80% at 12 weeks comparable to Titanium	Nobel Procera® Straumann ZLA®
Tantalum Titanium	954	113	Porous Surface allows neo vascularisation and Osseoincorporation	MTX surface, Zimmer Dental Inc
Titanium Zirconia Alloy	850	98	ALP and Osteocalcin expression higher on 13% TiZr	Roxolid ™
PEEK	100.69	3.5	Porous PPP PEEK better than untreated surface	BIOPIK (IMI Implant Pornichet France)
PEKK	115	5.1	Sulphonated PEKK better osseointegration	

Conclusão

A implantologia envolve a procura contínua de materiais que ofereçam uma melhor biocompatibilidade, propriedades mecânicas melhoradas e funcionalidades adaptadas, o que conduziu a desenvolvimentos notáveis no domínio da implantologia dentária e é muito promissor para os cuidados e o bem-estar dos doentes.

Um avanço notável é o aparecimento da liga de titânio-zircónia, um material híbrido que combina a força e a biocompatibilidade do titânio com o apelo estético e a resistência à fratura da zircónia. As propriedades sinérgicas desta liga visam proporcionar capacidades de carga superiores, mantendo uma aparência semelhante à dos dentes, o que a torna uma opção atractiva para implantes dentários e ortopédicos.

A poliéter-éter-cetona (PEEK), um polímero de alto desempenho, também tem atraído a atenção como biomaterial para implantes. A sua biocompatibilidade, estabilidade química e radiolucência oferecem vantagens em várias aplicações médicas. A capacidade do PEEK de se aproximar do módulo de elasticidade do osso minimiza a proteção contra o stress e promove a transferência de carga, melhorando potencialmente a longevidade dos implantes ortopédicos. No entanto, é necessária mais investigação para compreender plenamente o seu potencial de integração a longo prazo.

Outro avanço notável é a utilização do tântalo como material de implante. A excecional biocompatibilidade, resistência à corrosão e radiopacidade do tântalo fazem dele uma opção valiosa para implantes, particularmente em cirurgias ortopédicas e dentárias. A sua radiopacidade facilita a obtenção de imagens precisas, permitindo uma avaliação pós-operatória exacta e garantindo a colocação correta do implante.

No domínio da implantologia dentária, a zircónia ganhou proeminência devido à sua excelente biocompatibilidade, resistência à fratura e aspeto natural. Avanços recentes nas técnicas de fabrico e modificações de superfície da zircónia aumentaram o seu potencial de osseointegração, contribuindo para uma maior estabilidade do implante e satisfação do paciente.

A nanotecnologia também contribuiu significativamente para a inovação dos biomateriais para implantes. Foram desenvolvidos revestimentos nanoestruturados e modificações de superfície para promover uma cicatrização mais rápida, reduzir a adesão bacteriana e melhorar as respostas celulares na interface implante-tecido. Estes avanços têm um grande potencial para minimizar as complicações e melhorar as taxas de sucesso dos implantes.

Em conclusão, os recentes avanços nos biomateriais para implantes deram início a uma nova era de possibilidades no domínio da implantologia. Desde ligas híbridas que combinam os melhores atributos de diferentes materiais a polímeros com propriedades personalizadas e revestimentos nanoestruturados que melhoram a biointegração, estas inovações estão a remodelar o panorama da tecnologia de implantes. Embora estes avanços sejam imensamente promissores, a investigação contínua, os testes rigorosos e a colaboração interdisciplinar são essenciais para concretizar plenamente o seu potencial e garantir soluções de implantes seguras, eficazes e duradouras para doentes de todo o mundo.

Referências

1. Adell R, Lekholm U, Rockler B, Branemark PI. Um estudo de 15 anos de implantes osseointegrados no tratamento do maxilar edêntulo. Int J Oral Surg. 1981;10:387- 416.
2. Saini M, Singh Y, Arora P, Arora V, Jain K.Implant biomaterials: A comprehensive review:World J Clin Cases. 2015;3:52-7.
3. Ferro KJ, Morgano SM, Driscoll CF, Freilich MA, Guckes AD, Knoernschild KL, McGarry TJ, Twain M. O glossário de termos de prótese dentária.
4. Block MS, Kent JN, Guerra LR. Implantes em medicina dentária: Essentials of Endosseous Implants for Maxillofacial Reconstruction (Fundamentos dos implantes endósseos para reconstrução maxilofacial). Philadelphia: WB Saunders Company; 1997.
5. Lee JH, Frias V, Lee KW, Wright RF. Efeito do tamanho e forma do implante nas taxas de sucesso do implante: Uma revisão da literatura. J Prosthet Dent 2005;94:377-81.
6. Branemark PI. Osseointegrated implants. Chicago: Quintessence; 1989.
7. Inglês CE. Implantes cilíndricos. Partes I, II e III. California Dent Assoc J. 1988;16:17-38.
8. Jokstad A. Quantos sistemas de implantes temos e se estão documentados? Em: Jokstad A, editor. Osseointegração e Implantes Dentários Wiley Blackwell; 2009.
9. Evrard L, Waroquier D, Parent D. Alergias a metais dentários.

Titânio: um novo alergénio. Rev Med Brux. 2010;31(1):44-9

10. Mussano F, Genova T, Munaron L, Faga MG, Carossa S. Biomateriais cerâmicos para implantes dentários: Utilização atual e perspectivas futuras. Implantologia dentária e biomaterial. 2016 Aug 17:63-78.

11. Brânemark, PI: Introdução à osseointegração. Em Brânemark, PI; Zarb, G; Albrektsson, T, editores: *Tissue-IntegratedProstheses - Osseointegration in Clinical Dentistry*. Quintessence Publishing, Co., Inc. Chicago, página 26.

12. Berglundh T, Abrahamsson I, Lang NP, Lindhe J. Formação de osso alveolar de novo adjacente a implantes endósseos: um estudo de modelo no cão. Investigação clínica sobre implantes orais. 2003 maio;14(3):251-62.

13. Lemons, Jack E. (1990). *Dental Implant Biomaterials (Biomateriais para implantes dentários). The Journal of the American Dental Association, 121(6), 716719.* doi:10.14219/jada.archive.1990.0268

14. Pinholt EM. Implantes dentários Brânemark e ITI na maxila humana enxertada com osso: uma avaliação comparativa. Investigação clínica sobre implantes orais. 2003 Oct;14(5):584-92.

15. Kang C, Wei L, Song B, Chen L, Liu J, Deng B, *et al.* Envolvimento da autofagia na proliferação de osteoblastos induzida por nanopartículas de tântalo. Int J Nanomedicine 2017;12:4323-33.

1 6.Sandhaus S. Cerasand ceramic implants. Attualità Dentale.

1991 Mar 1;7(12):14-8.

17. Dorozhkin SV. Estado atual da biocerâmica. J. Ceram. Sci. Technol. 2018 Dec 1;9(4):353-70.

18. Depprich R, Zipprich H, Ommerborn M, Naujoks C, Wiesmann HP, Kiattavorncharoen S, Lauer HC, Meyer U, Kübler NR, Handschel J. Osseointegração de implantes de zircónia em comparação com titânio: um estudo in vivo. Head & Face Medicine. 2008 Dec;4:1-8.

19. Kobayashi E, Matsumoto S, Doi H, Yoneyama T, Hamanaka H.

Propriedades mecânicas das ligas binárias de titânio-zircónio e seu potencial para materiais biomédicos. Journal of biomedical materials research. 1995 Aug;29(8):943-50.

20. Gottlow J, Dard M, Kjellson F, Obrecht M, Sennerby L. Avaliação de um novo implante dentário de titânio-zircónio: um estudo comparativo biomecânico e histológico no mini porco. Implantologia clínica e investigação relacionada. 2012 Aug;14(4):538-45.

21. Waerhaug J, Zander HA. Implantação de raízes acrílicas em alvéolos dentários. Cirurgia oral, medicina oral e patologia oral. 1956 Jan;9(1):46-54.

2 2.Schwitalla AD, Abou-Emara M, Spintig T, Lackmann J, Müller WD. Análise por elementos finitos dos efeitos biomecânicos dos implantes dentários PEEK no osso peri-implantar. Jornal de biomecânica. 2015 Jan 2;48(1):1-7.

23. Koch FP, Weng D, Kramer S, Wagner W. Cicatrização de

tecidos moles em implantes de zircónia de peça única em comparação com implantes de titânio e PEEK de desenho idêntico: um estudo histomorfométrico no cão. Jornal Internacional de Periodontia e Dentisteria Restauradora. 2013 Sep 1;33(5).

24. Koch FP, Weng D, Kramer S, Wagner W. Cicatrização de tecidos moles em implantes de zircónia de peça única em comparação com implantes de titânio e PEEK de desenho idêntico: um estudo histomorfométrico no cão. Jornal Internacional de Periodontia e Dentisteria Restauradora. 2013 Sep 1;33(5).
25. Albrektsson T, Zarb GA. Interpretações actuais da resposta osseointegrada: significado clínico. Jornal Internacional de Prótese Dentária. 1993 Mar 1;6(2).
26. Albrektsson T, Chrcanovic B, Ostman PO, Sennerby L. Respostas iniciais e a longo prazo do osso crestal a implantes dentários modernos. Periodontologia 2000. 2017 Feb;73(1):41-50.
27. Terheyden H, Lang NP, Bierbaum S, Stadlinger B. Osseointegração - comunicação de células. Investigação clínica sobre implantes orais. 2012 Oct;23(10):1127-35.
28. Albrektsson T, Johansson C. Osteoindução, osteocondução e osseointegração. Jornal Europeu da Coluna Vertebral. 2001 Oct;10(Suppl 2):S96-101.
29. von Wilmowsky C, Moest T, Nkenke E, Stelzle F, Schlegel KA. Implantes no osso: parte II. Investigação sobre a

osseointegração de implantes: ensaios de materiais, ensaios mecânicos, imagiologia e métodos histoanalíticos. Cirurgia oral e maxilofacial. 2014 Dec;18:355-72.

30. Ogle OE. Material da superfície do implante, desenho e osseointegração. Dental Clinics. 2015 Abr 1;59(2):505-20.

31. Esposito M, Hirsch JM, Lekholm U, Thomsen P. Factores biológicos que contribuem para falhas de implantes orais osseointegrados, (I). Critérios de sucesso e epidemiologia. Revista europeia de ciências orais. 1998 Feb;106(1):527-51.

32. Ananth H, Kundapur V, Mohammed HS, Anand M, Amarnath GS, Mankar S. Uma revisão sobre biomateriais em implantologia dentária. Revista internacional de ciências biomédicas: IJBS. 2015 Sep;11(3):113.

33. Sykaras N, Iacopino AM, Marker VA, Triplett RG, Woody RD. Materiais, desenhos e topografias de superfície de implantes: o seu efeito na osseointegração. Uma revisão da literatura. *Int J Oral Maxillofac Implants*

34. Li J, Jansen JA, Walboomers XF, van den Beucken JJ. Aspectos mecânicos dos implantes dentários e da osseointegração: Uma revisão narrativa. Jornal do comportamento mecânico de materiais biomédicos. 2020 Mar 1;103:103574.

35. Eftekhar Ashtiani R, Alam M, Tavakolizadeh S, Abbasi K. O papel dos biomateriais e dos materiais biocompatíveis no tratamento dentário suportado por implantes prótese. Medicina Complementar e Alternativa baseada em

evidências.

2021 Aug 5;2021:1-9.

36. Muddugangadhar BC, Amarnath GS, Tripathi S, Divya SD. Biomateriais para implantes dentários: An Overview. *Jornal Internacional de Implantologia Oral e Investigação Clínica.* 2011

37. Rahmitasari F, Ishida Y, Kurahashi K, Matsuda T, Watanabe M, Ichikawa T. PEEK com materiais reforçados e modificações para aplicações em implantes dentários. Revista Dentistry. 2017 Dez 15;5(4):35.

38. Chaturvedi TP. An overview of the corrosion aspect of dental implants (titanium and its alloys) *Indian JDent Res.* 2009;20:91-98.

39. Manivasagam G, Dhinasekaran D, Rajamanickam A. Biomedical Implants: Corrosão e sua Prevenção - Uma Revisão. *Patentes Recentes na Ciência da Corrosão.* 2010;2:40-54.

40. Adya N, Alam M, Ravindranath T, Mubeen A, Saluja B. Corrosão em implantes dentários de titânio: revisão da literatura. *Journal of Indian Prosthodontic Society.* 2005;5:126-131.

4 1.Oza U, Parikh H, Duseja S, Agrawal C. Biomateriais de implantes dentários: uma revisão abrangente. Int J Dent Res. 2020;5:87-92.

42. Niinomi M. Biomateriais metálicos. Journal of Artificial Organs. 2008 Sep;11:105-10.

43. Hoque ME, Showva NN, Ahmed M, Rashid AB, Sadique SE, El-Bialy T, Xu H. Titânio e ligas de titânio em medicina dentária: Tendências actuais, desenvolvimentos recentes e perspectivas futuras. Heliyon. 2022 Out 28.
44. W. Nicholson J. Ligas de titânio para implantes dentários: Uma revisão. Prosthesis. 2020 Jun 15;2(2):11.
45. Jorge JR, Barao VA, Delben JA, Faverani LP, Queiroz TP, Assunçao WG. O titânio na medicina dentária: evolução histórica, estado da arte e perspectivas futuras. The journal of indian prosthodontic society. 2013 Jun;13:71- 7.
46. Virginia SV, Fuentes E. Titanium and titanium alloys as biomaterials. Tribologia: Fundamentals and Advancements. 2013.
47. Rodriguez, D.; Gil, F.J.; Planell, J.A.; Jorge, E.; Alvarez, L.; Garcia, R.; Larrea, M.; Zapata, A. Níveis de titânio em ratos implantados com amostras tratadas com Ti-6Al-4V na ausência de desgaste. *J. Mater. Sci. Mater. Med.* 1999, *10,* 847-851. [Google Scholar] [CrossRef]
48. W. Xue, X. Liu, X. Zheng, e C. Ding, "In vivo evaluation of plasma - sprayed titanium coating after alkali modification," *Biomaterials,* vol. 26, no. 16, pp. 3029-3037, 2005.
49. F. M. He, G. L. Yang, Y. N. Li, X. X. Wang, e S. F. Zhao, "Early bone response to sandblasted, dual acid-etched and H_2O_2/HCl treated titanium implants: an experimental study in the rabbit," *International Journal of Oral & Maxillofacial Surgery,* vol. 38, no. 6, pp. 677-681, 2009.

50.H. Kim, S.-H. Choi, J.-J. Ryu, S.-Y. Koh, J.-H. Park, e I.-S. Lee, "The biocompatibility of SLA-treated titanium implants," *Biomedical Materials,* vol. 3, no. 2, p. 25011, 2008

51.J.-H. Kim, M.-Y. Kim, J.C. Knowles, S. Choi, H. Kang, S.-H. Parki, S.-M. Park, H.-W. Kim, J.-T. Park, J.-H. Lee, H.-H. Lee

52.Lee CM, Ju CP, Chern Lin JH. Relação estrutura-propriedade de ligas de Ti-Nb fundidas. Journal of Oral rehabilitation. 2002 Abr;29(4):314-22.

53.Kikuchi M, Takahashi M, Okuno O. Propriedades mecânicas e capacidade de retificação de ligas de Ti-Nb fundidas para uso dentário. Revista de materiais dentários. 2003;22(3):328-42.

54.Putrantyo I, Anilbhai N, Vanjani R, De Vega B. Tantalum as a novel biomaterial for bone implant: a literature review. Jornal de Biomimética, Biomateriais e Engenharia Biomédica. 2021 Sep 10;52:55-65.

55.Ore A, Gerónimo D, Huaman M, Calsin N, Mendoza R, Mayta-Tovalino

F. Usos e aplicações do tântalo em implantologia oral: Uma revisão da literatura. Jornal de Saúde Oral Internacional. 2021 Jul 1;13(4):331.

56.. Putrantyo I, Anilbhai N, Vanjani R, De Vega B. Tantalum as a novel biomaterial for bone implant: a literature review. Jornal de Biomimética, Biomateriais e Engenharia Biomédica. 2021 Sep 10;52:55-65.

57.. Lingam MA, Balasubramanian I. Tântalo: Um material transmogrificante em implantes dentários. Revista SRM de

Investigação em Ciências Dentárias. 2021 Jul 1;12(3):141.

58. Starikov VV, Starikova SL, Mamalis AG, Lavrynenko SN, Ramsden JJ. The application of niobium and tantalum oxides for implant surface passivation. Journal of Biological Physics and Chemistry. 2007 Dec;7(4):141

59.. Mei S, Yang L, Pan Y, Wang D, Wang X, Tang T, *et al.* Influências do pentóxido de tântalo e do engrossamento da superfície na rugosidade da superfície, hidrofilicidade, energia de superfície, adsorção de proteínas e respostas celulares ao biocompósito à base de PEEK. Colloids Surf B Biointerfaces 2019;174:207-15.

60. Kim H, Johnson JW. Corrosão de fios ortodônticos de aço inoxidável, níquel-titânio, níquel-titânio revestido e titânio. Angle Orthod 1999;69:39- 44.

61. Hofstetter W, Sehr H, de Wild M, Portenier J, Gobrecht J, Hunziker EB. Modulação de osteoblastos humanos por química de superfície de metal. J Biomed Mater Res A 2013;101:2355-64.

62. Lu M, Zhuang X, Tang K, Wu P, Guo X, Yin L, *et al.* Efeitos intrínsecos da superfície de tântalo e titânio na via da integrina α5β1/ERK1/2 - diferenciação osteogênica mediada em células estromais mesenquimais de osso de rato. Fisiologia Celular Bioquímica 2018;51:589-609

63. Chen JY, Leng YX, Tian XB, Wang LP, Huang N, Chu PK, *et al.* Investigação antitrombogénica da energia de superfície e do intervalo de banda ótica e mecanismo de hemocompatibilidade

de películas finas de Ti(Ta(+5))O2. Biomaterials 2002;23:2545-52.

64. Ambuj S, Lahori M. TANTALUM IMPLANTS-AN INSIGHT. Guident. 2019 Feb 1;12(3).

65. El Chaar E, Castaño A. Um estudo retrospetivo de sobrevivência de implantes de tântalo trabecular colocados imediatamente em alvéolos de extração posteriores utilizando uma técnica sem retalho. J Oral Implantol 2017;43:114-

66. Edelmann AR, Patel D, Allen RK, Gibson CJ, Best AM, Bencharit S. Análise retrospetiva de implantes dentários de titânio com metal trabecular poroso de tântalo. J Prosthet Dent 2019;121:404-10.

67. Lee JW, Wen HB, Gubbi P, Romanos GE. Nova formação óssea e microarquitectura do osso trabecular de tântalo altamente poroso em comparação com as roscas de implante de titânio: Um estudo piloto canino. Clin Oral Implants Res 2018;29:164-74.

68. Anusavice KJ, Shen C, Rawls HR, editores. Ciência dos materiais dentários de Phillips. Elsevier Ciências da Saúde; 27 de setembro de 2012.

6 9. Sivaraman K, Chopra A, Narayan AI, Balakrishnan D. Is zirconia a viable alternative to titanium for oral implant? Uma revisão crítica. Jornal de Investigação em Prótese Dentária. 2018;62(2):121-33.

70. Hoffmann O, Angelov N, Gallez F, Jung RE, Weber FE. A interface implante-osso de zircónia: uma avaliação histológica preliminar em coelhos. Int J Oral Maxillofac Implants.

71. ɔzkurt Z, Kazazoglu E. Implantes dentários de zircónio: uma revisão da literatura. J Oral Implantol. 2011;37:367-376.
72. Bethke A., Pieralli S., Kohal R.-J., Burkhardt F., von Stein-Lausnitz M., Vach K., Spies B.C. Fracture resistance of zirconia oral implants in vitro: Uma revisão sistemática e meta-análise. Materiais. 2020;13:562. doi: 10.3390/ma13030562.
73. Riemer L. Keramische Implantatsysteme und der Einfluss künstlicher hydrothermaler Alterung auf ihre Bruchfestigkeit - eine in-vitro Untersuchung. Freiburg: Universidade de Freiburg; 2018
74. Spies BC, Fross A, Adolfsson E, Bagegni A, Doerken S, Kohal RJ.
Estabilidade e resistência ao envelhecimento de um implante oral de zircónia utilizando um parafuso reforçado com fibra de carbono para a ligação implante-pilar. Dent Mater. 2018;34:1585-95.
75. Kohal RJ, Klaus G, Strub JR. As coroas de cerâmica pura suportadas por implantes de zircónia suportam uma carga a longo prazo: Uma investigação piloto. Clin Oral Implants Res. 2006;17:565-71.
76. Bhasin SS, Perwez E, Sachdeva S, Mallick R. Trends in prosthetic biomaterials in implant dentistry. Jornal da Organização Internacional de Investigação Clínica Dentária. 2015 Dec 1;7(3):148.
77. Assal PA. A osseointegração de implantes dentários de

zircónia. Schweizer Monatsschrift fur Zahnmedizin= Revue Mensuelle Suisse D'odontostomatologie= Rivista Mensile Svizzera di Odontologia e Stomatologia. 2013 Jan 1;123(7-8):644-54.

78. Ban S. Classificação e propriedades da zircónia dentária como acessórios de implantes e superestruturas. Materiais. 2021 Aug 27;14(17):4879.

79. Yamashita D., Machigashira M., Miyamoto M., Takeuchi H., Noguchi K., Izumi Y., Ban S. Efeito da rugosidade da superfície nas respostas iniciais de células semelhantes a osteoblastos em dois tipos de zircónia. *Dent. Mater. J.* 2009;28:461-470. doi: 10.4012/dmj.28.461.

80. Kim H.-W., Kong Y.-M., Bae C.-J., Noh Y.-J., Kim H.-E. Biorevestimentos de fluor-hidroxiapatite derivados de sol-gel em zircónia substrato. *Biomaterials.* 2004;25:2919-2926. doi: 10.1016/j.biomaterials.2003.09.074. [PubMed] [CrossRef] [Google Scholar]

81. Kim H.-W., Georgiou G., Knowles J.C., Koh Y.-H., Kim H.-E. Fosfatos de cálcio e revestimento de compósito de vidro em zircónia para uma maior biocompatibilidade. *Biomaterials.* 2004;25:4203-4213. doi: 10.1016/j.biomaterials.2003.10.094. [PubMed] [CrossRef] [Google Scholar]

82. Ferraris M., Verné E., Appendino P., Moisescu C., Krajewski

A., Ravaglioli A. Coatings on zirconia for medical aplicações. *Biomaterials.* 2000;21:765-773. doi: 10.1016/S0142- 9612(99)00209-4. [PubMed] [CrossRef] [Google Scholar]

83. Yamashita D., Noda M., Machigashira M., Miyamoto M., Takeuchi H., Takeuchi N., Kono H., Noguchi K., Ban S. Avaliação in vitro do revestimento de vidro contendo hidroxiapatite sobre zircónia. *Key Eng. Mater.* 2012;493:7-10. doi: 10.4028/www.scientific.net/KEM.493-494.7.
84. Uchida M., Kim H.-M., Kokubo T., Nawa M., Asano T., Tanaka K., Nakamura T. Capacidade de formação de apatite de um nano-compósito de zircónia/alumina induzido por tratamento químico. *J. Biomed. Mater. Res.* 2002;60:277-282. doi: 10.1002/jbm.10071.
85. Altuna P, Lucas-Taulé E, Gargallo-Albiol J, Figueras-Álvarez O, Hernández-Alfaro F, Nart J. Clinical evidence on titanium-zirconium dental implants: a systematic review and meta-analysis. Revista internacional de cirurgia oral e maxilofacial. 2016 Jul 1;45(7):842-50.
86. Amarnath GS, Muddugangadhar BC, Tripathi S, Dikshit S, MS D. Biomateriais para implantes dentários: Uma visão geral. Jornal Internacional de Implantologia Oral e Investigação Clínica. 2011;2(1):13-24.
87. Misch CE. Implantodontia contemporânea. Implantodontia. 1999 Jan 1;8(1):90.

88.Kurtz SM, Devine JN. Biomateriais PEEK em implantes traumatológicos, ortopédicos e espinais. Biomaterials. 2007 Nov 1;28(32):4845-69.

89.Mahesh KV, Balanand S, Raimond R, Mohamed AP, Ananthakumar S. Nanocompósito de polímero de poliariletercetona concebido com cargas cerâmicas Ti3SiC2 nanolaminadas. Materials & Design. 2014 Nov 1;63:360-7.

9 0.Staniland PA, Wilde CJ, Bottino FA, Di Pasquale G, Pollicino A, Recca A. Síntese, caraterização e estudo das propriedades térmicas de novos éteres de poliarileno. Polymer. 1992 Jan 1;33(9):1976-81.

91.Fan JP, Tsui CP, Tang CY, Chow CL. Influência da camada interfase no comportamento elasto-plástico global do biocompósito HA/PEEK. Biomaterials. 2004 Oct 1;25(23):5363-73.

92.Huang B, Qian J, Wang G, Cai M. Síntese e propriedades de novos copolímeros de poli (éter cetona difenil cetona éter cetona cetona) e poli (éter amida éter amida éter cetona cetona). Polymer Engineering & Science. 2014 Aug;54(8):1757-64.

93. Zohuri G. Ciência dos polímeros: uma referência abrangente.

94.Schwitalla AD, Abou-Emara M, Spintig T, Lackmann J, Müller WD.

Análise por elementos finitos dos efeitos biomecânicos dos implantes dentários PEEK no osso peri-implantar. Journal of biomechanics. 2015 Jan 2;48(1):1-7.

95.Haseeb SA, Vinaya KC, Vijaykumar N, Kumar AS, Sruthi MK.

Finite element evaluation to compare stress pattern in bone surrounding implant with carbon fiber-reinforced poly-ether-ether-ketone and commercially pure titanium implants. Jornal Nacional de Cirurgia Maxilofacial. 2022 maio 1;13(2):243.

96. Sarot JR, Contar CM, Cruz AC, de Souza Magini R. Avaliação da distribuição de tensões em implantes dentários CFR-PEEK pelo método dos elementos finitos tridimensionais. Revista de Ciência dos Materiais: Materials in Medicine. 2010 Jul;21:2079-85.

97. Sagomonyants KB, Jarman-Smith ML, Devine JN, Aronow MS, Gronowicz GA. The in vitro response of human osteoblasts to polyetheretherketone (PEEK) substrates compared to commercially pure titanium. Biomaterials. 2008 Apr 1;29(11):1563-72.

98. Wypych G. Handbook of polymers. Elsevier; 2022 Mar 19.

99. Alqurashi H, Khurshid Z, Syed AU, Habib SR, Rokaya D, Zafar MS.

Poliéter-cetona-cetona (PEKK): Um biomaterial emergente para implantes orais e próteses dentárias. Jornal de Investigação Avançada. 2021 Feb 1;28:87- 95.

100. Toth JM. Biocompatibilidade de polímeros de poliarileteretercetona. InPEEK biomaterials handbook 2012 Jan 1 (pp. 81-92). William Andrew Publishing.

101. Chen T, Jinno Y, Atsuta I, Tsuchiya A, Stocchero M, Bressan E, Ayukawa Y. Estratégias actuais de modificação da superfície para melhorar a eficiência da ligação do biomaterial

emergente polieteretercetona (PEEK) ao osso e aos tecidos moles: Uma revisão da literatura. Journal of Prosthodontic Research. 2022:JPR_D_22_00138.

102. Yuan B, Cheng Q, Zhao R, Zhu X, Yang X, Yang X, Zhang K, Song Y, Zhang X. Comparação das propriedades de osteointegração entre PEKK e PEEK: Efeitos da estrutura da superfície e da química. Biomaterials. 2018 Jul 1;170:116-26.

103. Marya K, Dua J, Chawla S, Sonoo PR, Aggarwal A, Singh V. Implantes dentários de poliéter-éter-cetona (PEEK): um caso para carga imediata. Int J Oral Implantol Clin Res. 2011 maio;2(2):97-103.

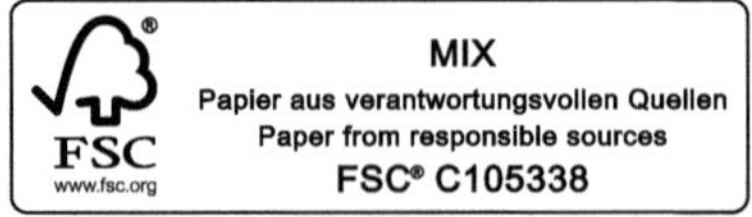

Printed by Books on Demand GmbH, Norderstedt / Germany